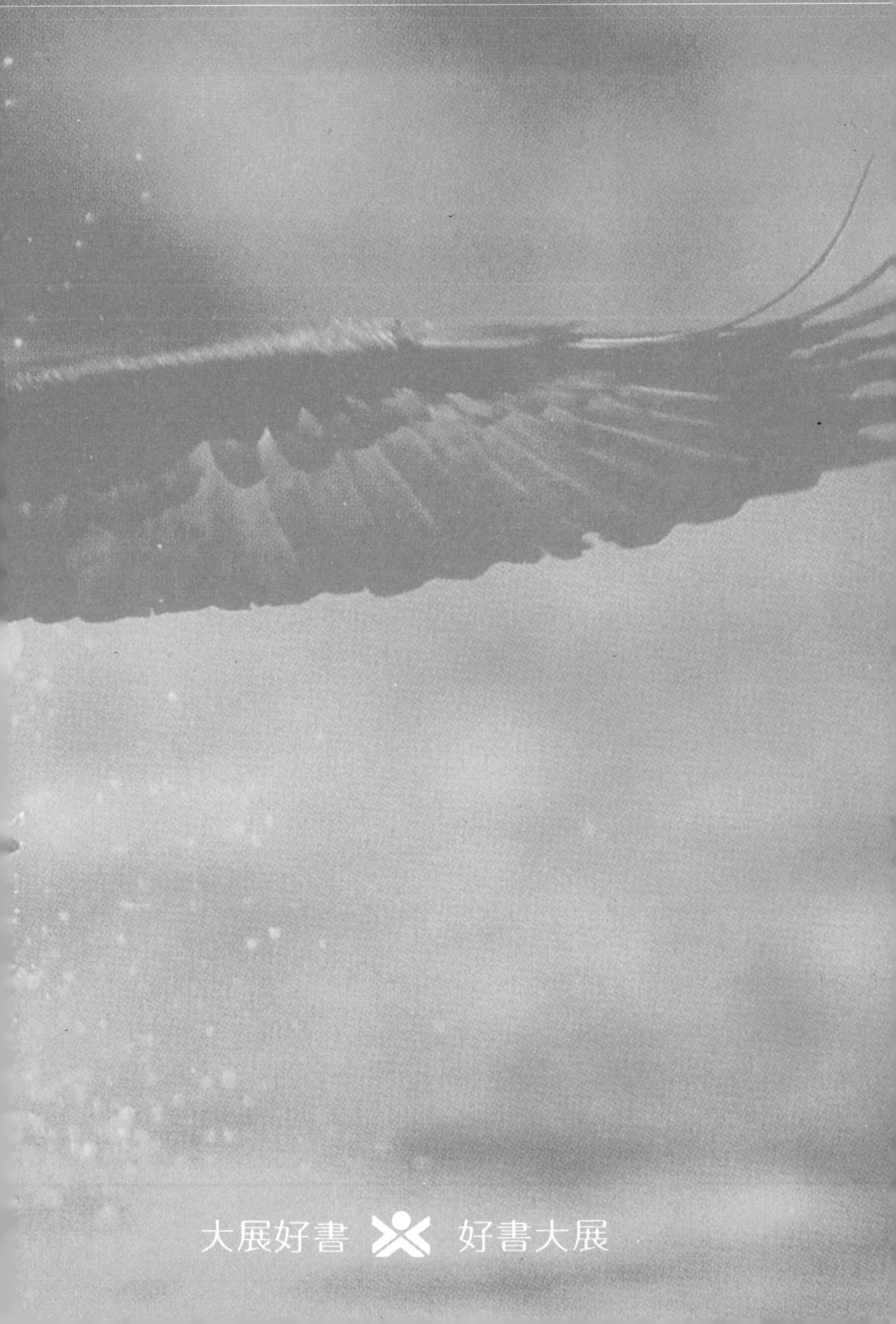
大展好書 好書大展

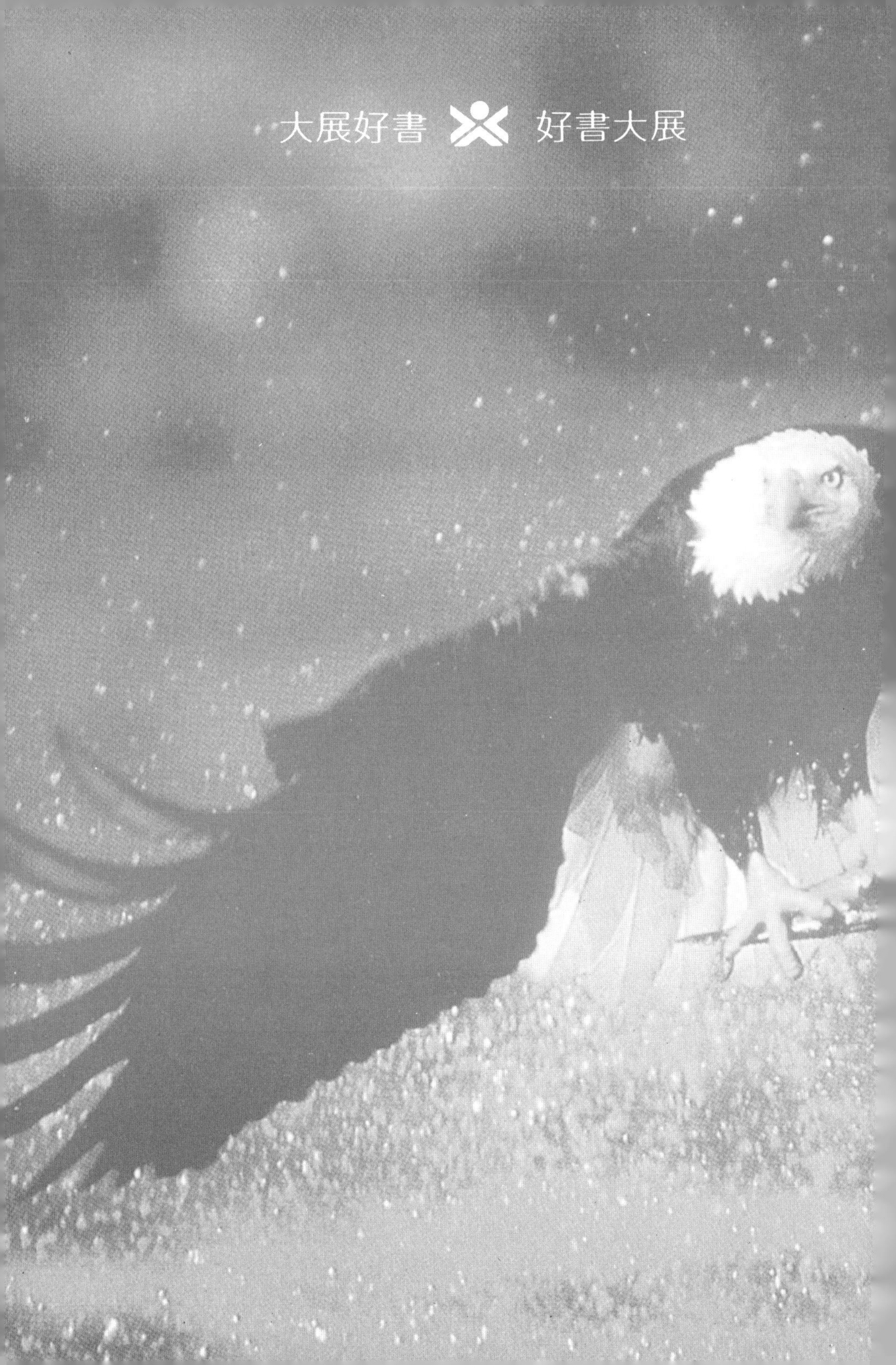
大展好書 好書大展

家庭醫學保健

71

睡眠健康養生法

家庭醫學保健編輯群／編著

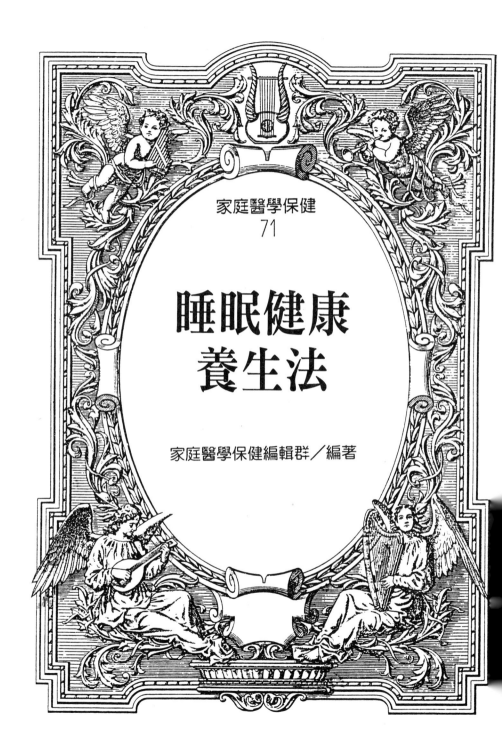

睡眠——現代人健康的盲點

現代人實在忙。一天二十四小時的時間雖與古時候毫無差別，但我們的生活卻因文明的發達，比古時候忙得多了。二百年前的古人，一生所遭遇的人數可能比現代大都市的生意人一年所接觸的人數還少。由此看來，現代人必然是疲乏的。

疲乏有二種，即肉體的疲乏與精神的疲乏。肉體的疲乏可能用不著說明，問題是精神的疲乏。導致精神疲乏的是「緊張」。緊張生自人的感情。處在發達的文明，訴諸人類五官的刺激，比起古代人，顯然多得多。尤其，最近資訊情報的數量之多……再怎麼遲鈍的神經，難免也要緊張。如何應付，超越緊張，是本書的大主題之一。

現代人苦於算不上是急病的病痛，如頭痛、眼花、腰酸背痛、食慾不振、全身倦怠、冷感症……等患者年年增加。與此平行的，苦於失眠的人也非常多。這二種症狀頗有重疊的部份，因為睡不好，無法恢復身心的疲勞，也就出現各種症狀。睡眠的重要性，也由此窺見一斑。

由談不上病的病痛惡化為失眠症，再由失眠症惡化為疾病。此一惡循環應設法加以糾正才是。

睡眠對於忙碌的人是個大問題；因為失眠而工作效率大大降低。休息與睡眠——這是緊密連接的。「如何在短時間內得到充分的睡眠」，對各位是一大問題。

睡眠的條件有很多，其中之一是寢具。

現代人旅行的機會增多，自然仰臥過不少床鋪，奇怪的是乍看越是文明的床，從睡眠觀點的條件來看，往往不是正確的。

關於此，可以這麼說，古代人雖不懂得現代發達的解剖學或生理學，但以他們得自自然的智慧，反而創造出更能滿足人類生理條件的床。

東方醫學在寢具方面講求的是，在不違背自然的狀態下讓身體得以休息的重要性，及不讓人為的智慧介入而休息。換句話說，使用回歸原形的寢具睡覺較為理想。在本書中將詳細敘述此方面的觀點。

人們常說，八小時的睡眠最正常，然而卻有人睡十小時仍顯得委靡不振，也有人只睡五個小時而精力充沛。其實最重要的不在於時間，而在於睡得熟不熟。

性的問題也是現代人的一大問題。觀察過世界各國的性之實情，性也跟睡眠有極深的關係。增加精力的方法，在大眾傳播的廣告上幾乎是最熱門的，其實不管何等強精劑、媚藥，甚至營養劑，倘若除去睡眠，必然無法發揮補強的效用。

安眠藥或鎮定劑被廣泛地使用，但如不針對日常生活的緊張、噪音、床鋪等問題，加以徹底解決的話，是得不到良好的睡眠。

人生的三分之一是睡眠的時間，睡時的生活或健康，已被從各種角度廣加討論了，然而關於睡眠的方法或條件，似缺少研究。

良好的睡眠是你必須深深了解的問題。願你動手去研究和努力，把熟睡據為己有。此書如能有益苦於失眠的人，渴望更健康的人，筆者感到榮幸。

目錄

第十章　高血壓的生活管理

第十一章　自行治療低血壓法

第一章

睡眠的好惡是健康的分歧點

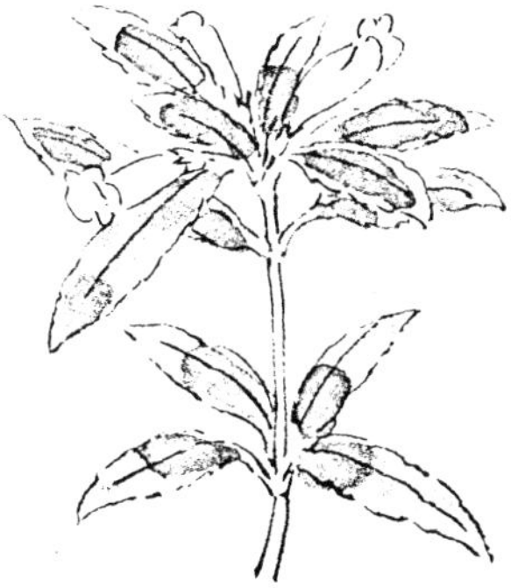

健康的條件「快食、快便、快眠、快笑」

假如您到書店逛逛，必然會發現「○○健康法」之類的書，多得驚人。街上出售健康用品或自然食的商店也在激增，甚至各色各樣的健康法、治療法的傳授中心也有氾濫之勢。

「健康潮流」的背面乃是不健康

這完全可稱之爲健康潮流。連身爲醫生的人，也逐漸對此潮流感到納悶。固然，有益健康的方法或商品多多普及倒是可喜的現象，但仔細一想，眾人這麼喊著健康、健康的情況中，反而給人有了不健康的印象。在目前氾濫於市場的各種健康法或商品之中，不乏令人難以信賴的東西……。

請您想一想，在昔日那「女性是太陽」的時代，男人不會性無能，女人也不會性冷感。他們不必閱讀健康指南，也不必依賴強精食品，人人謳歌著性的歡悅。

即在現在，大溪地或澳洲，那些健康地生活在太陽底下的人們，並沒有所謂健康法；〇〇療法、藥物只限於極少數。

與此相比，走在文明先端的國家，健康潮流豈不正表示國人對自己的健康喪失信心，甚至可說是失去信心的「半健康人」正在增加的證據。所謂「半健康」指的是談不上施加醫學的治療，雖無病名，但身體某些部份確實有著小故障。

身體健朗、心情舒暢

腰酸背痛、失眠多夢、食慾不振……擁有一項或若干項這些症狀的人，不在少數。您對身體的任何部份都有信心嗎？您敢肯定自己是百分之百的健康嗎？想必回答是這樣的——健康是健康，但有點擔心血壓，睡眠不佳，精神倦怠，胃腸不通等。

目前現代國民到底有多少%稱得上是完全健康的人，探討此問題時，最近的「健康潮流」可算是給我們提供了答案，與其說大家都在渴望健康，勿寧說在渴望健康的信心，這或許可說是現代的高度發達國家。

再說「健康」一詞是我們非常熟悉的話語，常聽別人講，自己也常講。但我們是否正確地把握到健康的實態呢？

健康是身體健朗，心情舒暢。一言以蔽之，是全身各部位無任何故障，精力充沛的狀態，當然，精神上全無不滿或焦慮。換句話說，是做爲人的最正常的狀態，這就是健康。

可是，僅僅是正常卻是多麼困難呀！因爲健康的條件特別缺乏。

快食、快便、快眠、快笑的智慧

古時候的中國人認爲健康的條件是「快食、快便、快眠、快笑」可能有人會覺得太平凡了，其實每天要持續這四項可謂難上加難。

快食：胃腸佳、食慾好、消化、吸收、代謝的狀態順暢，因而排泄良好。假若只是「五臟六腑」健全，而精神、神經的狀態不舒暢的話，不僅快食、快便不可能，也無法快眠，如非身體、每天的生活、心境，毫無一點瑕疵的人，是無法痛痛快快活下去的。

至於您呢？您是否三餐吃得津津有味，每天爽快地排便，倒頭大睡，由衷地笑著過日子呢？如果您能滿懷信心地回答「是」的話，您是用不著買這本書的。沒錯吧？您擔心著什麼吧？是的，我想您大概也是「半健康人」。

緊張的現代人

「半健康」雖非醫學用語，但在形容現代人的身心，可說極爲傳神。被冠上這句話的人，頗多在身體的某部位有著障礙或異常，瀕臨生病的邊緣，而這種人又分成二種，一種是已經有所察覺，一種是全無自覺症狀的人。

而最麻煩的是，從醫學上看來，並無任何不對勁的地方，然而他本人卻訴苦著極端的不快和痛苦。

處處有壓力和緊張

病起因於「氣」，無病而傾訴著那裡痛，那裡不舒服的人，容易被人冠上「懶病」或「富貴病」。不錯，人只要振作精神，是可以一個感冒也不會患的。

可是在現代卻有著多項要素，無法把無病而感到痛苦的人歸納爲「懶病」。該人無論如何注意飲食，如何做適度的運動，如何放寬心胸過日子，周圍的環境卻不斷製造「不健康」的因素。

大氣污染、水污染、食品公害、藥品公害……大自然遭受破壞，人類體認到偉大的文明具有破壞人類居住之自然環境的力量是最近的事。很多學者怒道，如今才注意此問題已嫌過遲。的確不錯，地球上許多國家已失去人類安居的環境。

社會環境的急遽變化。在社會上做事，誠實認真的態度未必行得通。從進幼稚園之前起，已開始進行前往一流學府的競爭，多次鑽過窄門之後，到達目標不管是一流公司或……至此直到退休，還是繼續著日以繼夜的競爭，幾無擁有生活的情趣、工作之外的樂趣，甚至已成爲每一行的「標準文明人」了。

居住環境惡劣、物價高、因消費文化的發達，慾望被刺激高於經濟能力之上……。一一列舉的話，恐怕是舉不完的，總而言之，個人的力量所無可奈何之世上各種狀況，重重地壓在個人的肩膀上，這就是現代。

所謂「緊張」簡單地說，便是我們的周圍不斷加諸肉體、精神的痛苦所引起的扭曲。想矯正扭曲的抵抗力到達某界限時，便引起疾病的現象，有肉體上的，如胃潰瘍、狹心症；也有精神上的，如精神衰弱或失眠症。疾病與健康之間，即半健康人，其原因多半是緊張。

反過來說，現代人想免於緊張生活下去，幾乎是不可能，因此每個人或多或

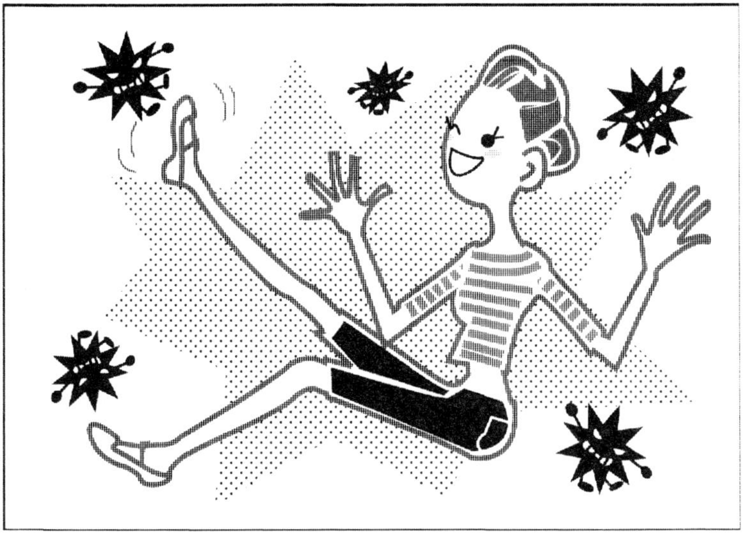

請踢開「緊張」的生活

少都懷著若干因緊張所引起的症狀。

無論任何症狀的治療法，根本上如無法化解緊張，是不可能奏效的。再說，與其仰賴健康法，不如著眼於緊張的消除。

踢開「緊張」

如何才能去除緊張？倘若像伊甸園之類的樂園再現，生活上可不必經歷金錢的痛苦、靈肉的苦惱、工作上的不如意的話，緊張當然即刻煙消霧散。可是，這完全是痴人夢囈。既然圍繞我們的自然及社會環境無法立刻改善，那麼構成緊張的原因想必依舊存在。

說來有幾分牽強，但懷有緊張的人勢必要設法加以糾正。藉酒或電動玩具舒散心情也是方法之一，熱衷運動也不錯，彈彈吉他化解憂愁，往往也有意想不到的理想效果。

此外，也讓太太發揮手藝，注意營養平衡的飲食，同時以美味求真為人生的大目的，這些對身心都是有益的。況且，目前流行的健康法或治療法也提供了各式各樣的對抗緊張的方法。加以實行當然是有益無害的。

我要提醒各位注意的一項最重要的事，那就是睡眠。

每個人一天總要睡幾個小時，因此人對睡眠很少付出格外的關心；除非是苦於失眠的人，一般人對於自己的睡眠方式，總是數十年如一日，未曾檢討改進，您的睡眠方式正確嗎？奉勸各位必須注意。

因為睡眠在人類生活（不包括一切動物）是不可或缺的，尤其對於改正現代人的緊張是最重要的要素。在所有對抗緊張的療法之中，睡眠的效果是不容忽略的。然而，我們對於睡眠卻太過隨便了。

睡眠是驅逐緊張最有效、最單純自然的方法。但我並不勸各位去修習困難的技術，或到需要花錢的傳授中心。只促請各位重新認識睡眠的重要性。

快眠化解緊張和疲勞

導致緊張的原因，其種類可說不勝枚舉。從細菌的感染、寒、暑、飢餓、疲勞等伴隨肉體上之苦痛的，到上司的叱責、小姑的眼色與鄰居的齟齬等精神上的苦痛，對現代人來講，緊張時時伴隨著你。

什麼叫緊張？

當身體發生強烈的緊張時，經常引起全身的反應。攻擊所引起的最初震撼是急劇的血壓下降、血液濃縮、體溫下降等。

但人類的身體構造是可以對抗攻擊的，遭受緊張襲擊的瞬間，便發揮出應戰的能力。反擊緊張的主要角色是下垂體與副腎。下垂體有如發號施令的中心，命令副腎增產副腎皮質的賀爾蒙，藉此而恢復身體的原先功能。當身體處於對應震撼的狀態時，副腎皮質的功能較平常活潑，足以抵抗任何種類的緊張。

但此種抵抗能力長久持續下來，也承受不了，因爲抵抗攻擊的能量是有限度的。倘若正與一種緊張對抗時，再有另一種緊張產生時，說不定再也湧不起新的抵抗力。

倘若過於長期對抗緊張，使盡了適應力的話，結果身體喪失抵抗力，終至死亡。

直接對抗緊張的是下垂體及副腎，但最重要的是各器官能徹底自力而戰，不必仰賴它們的援助。平日即已疲憊不堪的胃或肝，稍一喝酒，便承受不了；而精神上長年鬱悶不滿的人，稍有變動，便要陷入精神衰弱的狀態。但平日即不斷儲蓄活力、不把疲勞帶到明天的人，一般的緊張是奈何不了他的。

爲了不把身體的疲勞留到明天，補給營養或近代醫學所產生的打針及藥物療法也是方法之一，但恢復疲勞可說以睡眠最佳。生活在緊張時代的我們，必須好好把握睡眠，其理由便在於此。

在睡眠中，腦及內臟的許多部份依舊在活潑地活動，其中也有比白天更活躍的。最重要的，當然還是爲了修復疲憊的身心。以其他的方法（如藥物、物理治療、民間的強精法等）進行相同於睡眠所完成的作業，即使是何等的名醫，都望塵莫及。

緊張先生再見

內臟方面，消化系統的功能在睡眠時特別活潑。這是爲了將其消化作用所製造的新鮮血液補充給體內腎臟等的功能也極旺盛，進行汗、尿等的水份代謝。在此無暇細說體內各器官在睡眠時的功能，總而言之，我們的生理功能幾乎都是「不眠不休」的。睡眠中較覺醒時活動降低的，是呼吸系統方面的器官，這是由於睡眠時，體內的氧氣消耗量減少的緣故。因此呼吸中樞的活動鬆弛轉爲「寢息」這一穩定的呼吸法。身體的構造實在奇妙。

至於腦部的血流，睡眠中當然較覺醒時增加。腦髓的能量消費變大，流經腦髓的血液量增加。如果給一分鐘內流過的血液量做比較値，假設覺醒時是五四·八，那麼睡眠中便是六五·○。

本書不打算向一般的讀者講解深奧的生理學或醫學，只想讓各位明白的是，睡眠中可以去除緊張。

睡眠的結構及其神秘

人爲何睡覺?其實生理學的研究目前尚未有明確結論。一般人必然以爲是「爲了儲備明日的活力」。事實上,如持續睡眠狀態的話(時間上有個人差),將失去活力,甚至身體各部位引起障礙。

圍繞睡眠之謎的各種學說

如果仔細地、科學地加以檢討,睡眠仍是個謎。關於睡眠,已有眾多學說發表,但沒有一種稱得上百分之百地解決了問題。

古希臘的醫生阿克麥歐認爲睡眠乃起因於腦貧血,當血液回到腦部便醒覺,大名鼎鼎的萬有學者亞里斯多德,認爲食物的消化或全身的疲勞等所引發的熱充滿於腦部,便發生睡眠。這在現代學者看來雖有啼笑皆非之感,但自亞里斯多德歷經二千數百年以來,關於睡眠的研究,幾乎未有進步。

好不容易盛行以科學的方式研究睡眠的是十九世紀中葉,直到二十一世紀的現代，已有若干頗能言之成理的學說發表。

首先基本上想到的是，凡對人體的一切刺激都能促起腦髓網狀體的活動作用（清醒的狀態）。

因此所謂睡眠狀態被認爲：一、是網狀體刺激被隔絕。二、因疲勞等原因，網狀體活動被抑制的狀態。這是葉克諾摩（C. Von Economo）或塔洛摩等學者的看法，他們認爲睡眠現象起於網狀體的三個區分的相互作用。

此外，以「條件反射說」出名的蘇俄生理學家巴布洛夫，認爲睡眠也起因於條件反射。當我們看見梅乾，口中便分泌唾液，並感到「酸意」；見到閃光，便自動閉起眼睛，此種反應叫「條件反射」。

睡眠控制中心是腦部

巴布洛夫反覆進行一項實驗，讓狗聽鈴聲，隔一定的時間後，以食物餵狗。最後，狗聽到鈴聲，便流口水，這固然是支持條件反射的證明——然而狗卻常有令巴布洛夫感到驚人的意外反應。狗從聽見鈴聲，到流口水之間，突然睡著了。雖然隨即便醒來，並開始舐舌頭等待食物，但此現象給巴布洛夫對睡眠的結構有了相當的心得。

狗緊張地等著食物，引起大腦皮質的神經細胞的疲勞，興奮狀態轉爲抑止作用。當它擴散到周圍，及於皮質全體時，便是所謂「睏」的狀態，如更擴及大腦皮質下深部時，便陷入完全的睡眠，以上是巴布洛夫說的概要。

但是，也有人反論道，剛出生的嬰兒整天睡覺（在毫無條件下，嬰兒隨意睡著），豈不怪哉！可是，如讓嬰兒聽與在母胎內之心音相同旋律的聲音，幾無例外地睡著了。故從此點亦無法全面否定巴布洛夫的睡眠條件反射說。

此外，羅德．貝爾納認爲餐畢想睡，是血液集中於消化器官，他認爲睡眠是腦部暫時的貧血症狀；相反的，興奮或激怒之所以睡不著，是由於腦部充血。

人為何必須睡覺？

但羅德．貝爾納的說法也有部份的矛盾，因爲後來求證睡眠時，腦部亦需要血液的循環，此外尚有與賀爾蒙有關的，與腦神經纖維有關等的說法，都各有長短，沒有決定性的圓滿說法。

可是綜合各學說，共通之處是睡眠的控制中心在於腦部。腦中有睡眠的中樞及覺醒的中樞，控制著睡眠與覺醒感覺。它位於腦的中心部，是無數神經細胞的集合區域，是被稱爲「網狀體」的部份。網狀體有三個區分，各有不同的功能。

一、新腦系。負責精神方面的機能作用。

二、舊腦系。負責身體的自律神經機能。

三、原始腦系。負責生理機能的作用。

睡眠便是被這三個系統引起的作用所支配，其中最主要的是舊腦系，即自律神經機能作用。

第一系統的機能作用（精神方面）。升高（驚訝等）時，是覺醒狀態；最低下時是睡眠狀態。

第二系統（自律神經機能作用，如食慾等生理現象）旺盛時，是覺醒狀態，因飽腹而滿足時引發睡眠狀態。

而第三系統（生理機能、呼吸、心跳、分泌，及其他的內臟活動、肌肉的緊張等），比較上，其水平少有變化。

以上所談的是睡眠的基本構造。生理學家及醫學家必然也由此導出理論，人爲何需要睡眠？如何才能有足夠而必須的睡眠？

正確的睡眠常識

「從二十五歲到七十歲之間，一般人睡了十五年。倘若睡眠不足的話，將軍打敗仗、神經過敏的病人發瘋、妻子失去丈夫。」

談到睡眠的重要性時，美國格雷・巴瑪博士如此說道。

但我們對於睡眠的正確常識卻顯得漠不關心。您如何呢？

巴瑪博士製作了一項考驗睡眠常識的測驗，您也來測驗一下吧！

※　※

☆睡眠的正確常識測驗：

以下的項目有正、有非。請您先決定意見後，再讀解答。

●最快活的睡眠乃是甫入眠時的睡眠。

正——根據克蓋特（Colgate）大學所進行的研究，睡眠時所獲得的大部分益處，在最初的二、三小時已充分得到。

●倘若把八小時的睡眠縮短為六小時，隔天再做相同的事情時，勢必要消耗

多餘的精力。

正——根據在研究室所做的實驗，已知最高要消耗到百分之二十五的多餘熱量。

●睡眠時間非常短的人，是精力絕倫的人。

非——像拿破崙或愛迪生，雖然晚上只睡二、三個小時，但是，白天卻常打瞌睡，從整體看來，他們二人還是過著正常的睡眠時間。

●即使睡得很熟，也有可能一下子醒來。

非——夜半或黎明昏昏沈沈時，嘴巴雖不應話，耳朵卻能聽見聲音，此種狀態斷斷續續持續著。

動的能力在睡，但聽的能力醒著。

●夏天開著電風扇或冷氣機睡覺，有害健康。

非——只要把電風扇或冷氣調到適溫、無聲、勿使風直接吹到身體，或許有助於安眠。

●因激烈的運動而身體疲勞，反而難以入眠。

正——爲了緩和過度的運動所引起的緊張，就寢前的溫水浴最佳。

●最糟糕的失眠是掛慮著失眠將影響到明天的工作。

正——研究睡眠習性的克蓋特大學的托那爾・A・席亞特博士表示，睡不著時，乾脆決定明天晚起。覺得休息時間多，反而容易入睡。

●床墊或彈簧床應選擇裡面硬的，比較有助於安眠。

正——太柔軟的床鋪是妨礙熟睡的大敵，太硬也一樣。

●午睡使精神鬆懈、降低工作效率。

非——根據密蘇里州史蒂芬斯大學所做的研究報告，午睡一小時的學生比將該時間用於唸書的學生，成績優秀。

●努力想睡是入睡的最壞準備行為。

正——輕輕鬆鬆地渡過黃昏，散散步讓肌肉疲勞，是最好的睡眠準備。

※　※

您對睡眠的觀點是否正確？睡眠總是被各種誤解所包圍。先解開那些誤解，再調整自己肉體上的、精神上的條件，以便在適當的時間入睡。如此的話，舒服的睡眠從今晚起將會屬於您。

第二章

快適睡眠的條件

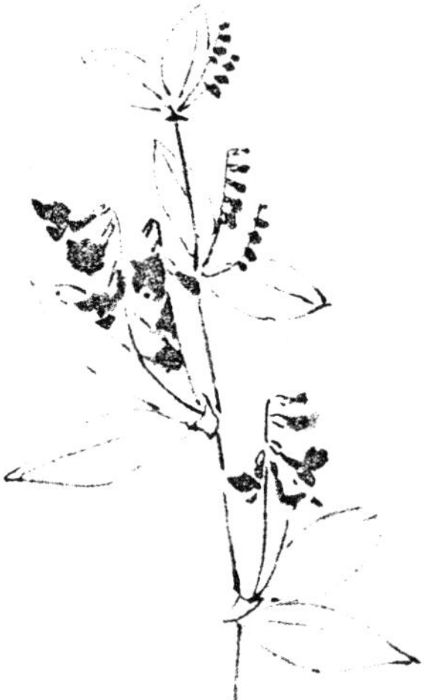

睡眠前的心理準備與身體條件

睡眠的構造既是經由腦部與神經的複雜作用，那麼，睡眠的正確條件必有一番頗爲艱難的理論囉！……一定有人這麼想。

但請放心！不錯，睡眠的確經由精密且複雜的身體機能而完成偉大效果的「機器」，但其方法論卻非常簡單。正確的睡眠方法，其根本是舒舒服服地睡，如此而已。

努力舒舒服服地睡吧！

可能有人會覺得懷疑，其實要實行致力於舒舒服服地睡，一般人動輒厭倦，甚至遺忘。除非失眠相當嚴重的人，否則一躺下來便睡，睡了之後便不知自己身體的狀態，也不特意去知道。普通人回想睡眠的時間，大概僅止於「昨晚做了一個惡夢」「正跟一位俏女郎閒聊時，被鬧鐘吵醒，實在可惜」。

在此告訴各位，由衷誠懇地告訴各位：請努力舒舒服服地睡覺。

要舒舒服服地睡，必須怎樣呢？最重要的當然是整理睡眠的環境——儘可能把寢室、寢具的狀態佈置得豪華大方。但並非指路易十四世式的床鋪，所謂豪華的寢具，指的是對身體最自然、最健康。此問題留待以後詳細討論。

做爲快適的睡眠條件，首先是環境，緊接著睡者本人的狀態也極重要。生氣或興奮，睡不著覺，睡前必須善自調整精神狀態，身體方面也必須調整爲容易入睡的狀態。

您是白天型？夜間型？

讓我們研究研究睡眠時間的型態。人有夜間型，夜間精神好，但無法早起；白天型，白天精神好。夜晚、白天精神都好的人，其生活中便在累積著疲勞。

有人說，夜間型的人大都是低血壓或貧血的人居多，白天型的人大都是高血壓或幹勁十足的人。

人睡幾個小時才足夠呢？其中有個人差異，且與其睡眠深度有關，隨其身心的疲勞度而改變。許多生活健康的訓條，教人幾時上床，幾時起床，如果睡多少小時便是不健康。我認爲如何把相當於人生三分之一的睡眠時間過得舒舒服服、痛痛快快，才是重要的。

舒舒服服地睡，不同於惰眠，爲了健康確確實實地睡，換言之，就是積極地活著的人生姿勢。這是正確的人生觀，儘管世上不如意事這麼多，人生的痛苦這麼多，既然生下來，就得面對現實。爲了擁有此種戰鬥精神，也必須先確保健康的身體。

放鬆心情的自我暗示法

讓我們來做舒服睡眠的準備，假設現在是您的就寢時間——請先檢查您的身心。

首先是精神狀態，大家都知道，倘若被憤怒、悲傷、不滿、不愉快、不安、恐怖……之類的感情所支配的話，是得不到好安眠的。因爲處於此狀態，前章所談的腦部網狀體的第一新腦系，其機能作用偏高，而當刺激及於大腦皮質或本能之功用時，便持續著覺醒狀態與興奮，嚴重時，甚至構成失眠症或神經衰弱。

即使憤怒不那麼大，興奮不持續那麼長的話，就寢前的內心動蕩，可能有礙安眠。因此，小小的氣憤或擔心事，乾脆就把它忘掉吧！我不是傳教士，但我在外國電影看見洋小孩就寢前做祈禱時，覺得那也是一種精神安定法。在耶穌或佛像前，道出感謝的言詞，反省當天的所做所爲……情緒自然安定下來。這可說是一種簡單的自我暗示法。

再者夫妻吵架或朋友的爭吵，最好也在就寢前和解。夫妻的話，只要默默地一吻，和解便成立了；至於朋友，掛個電話，「深夜打擾，真抱歉」，賠個不是便行了。

如是自己按奈不下的憤怒或悲哀，就請聽聽安詳的音樂或小飲幾杯，可能有所幫助。安詳的旋律能紓解精神的緊張，有助於降低網狀體的作用。

而最重要的是一句西班牙諺語——「蓋西拉西拉」。意即「隨便怎樣都無所謂」，誠如此語，睡前憂心忡忡亦於事無補，好好睡一覺才是有利於己，努力自行安定自己的精神。只要擁有此意識，您的心情必然是平和的。這句話是扭轉健康的簡單方法。

運動、入浴、小飲、音樂

心理狀態已良好，至於身體方面呢?適當的疲勞當然最好，缺乏運動的人做做柔軟體操，以便擁有舒服的疲勞狀態。當然，因白天的活動而獲得恰到好處的疲勞，最爲理想。

可是現代人往往極端的運動不足，否則便是從作息表剔除運動時間而忙得過於勞累，要獲得恰到好處的疲勞是不容易的。晚餐後，或就寢前做做二十分鐘的散步，這是美國近年流行的幫助睡眠的自律神經調整法之一。

說到安定自律神經，適當的運動、入浴、小飲、音樂、按摩……等等，按您的喜好，自由搭配，效果可能不錯。

但身體的某部份有病痛，特別是伴隨疼痛或發燒時，即使想睡，也是不容易入睡的。就是必須配合該症狀的治療了，但請您務必切記的是，不管任何症狀，安靜和睡眠乃是最佳妙藥。

引發熟睡的寢具四大條件

讓我們談談在獲得安眠方面最重要的環境問題。以目前的住宅情況，要獲得理想的寢室，實在很不容易，而值得反省的是，我們是否過於忽視寢室……。一般的情況是花大錢把客廳佈置得豪華美觀，而寢室則隨意將就。

把錢花在寢室吧！

招待貴賓，或親戚好友聚集在一堂談笑的機會，一年實在沒幾次，因此與其購置豪華的擺設，何不先設備一家人的睡眠場所？民生問題重要，把錢花在廚房設備，固然無可厚非。可是如以時間來計算，睡眠的時間遠比三餐的時間長，因此，家中最重要的處所乃是寢室，殆無過言。

實際上，一般家庭總把寢室排在第二、三等，成爲將就的對象，改變此種觀念是至急的要務。

但僅僅是豪華的寢室，並不能構成健康睡眠條件。質樸的居家，如以考慮健康爲優先的話，亦能有極佳的寢室，請多多注意換氣、溫度、濕度、隔音、遮光等等。

寢室的設計，尤其是躺下來之後，映入眼簾的部份頗爲重要。感覺上地震來時可能會倒塌的書櫥、色彩艷麗的壁紙等，可能有礙安眠，這是大家都曉得的。大體上說來，平穩的色調及簡單的架構較佳，當然這是個人趣味的問題。

不知是否電視的不良影響？往往有些精力過剩的太太使用淺紅色的窗簾，或以酒吧的櫃台來佈置寢室。其實男人在變成豪華旅館的自家寢室，豈僅睡不好，甚至容易陷於失眠症。寢室應整理成定得下心爲宜。

沒有比睡眠更好的強精法

不過，您也不必失望再也煽不起丈夫的熱情，好的睡眠便是最佳的精力強化法，我一向堅信沒有比睡眠更好的強精法，因此，只要考慮如何好好的睡，夫妻的熱情永遠持續。

接著是寢室的問題，這也是本書的中心。對睡眠最直接影響的，大概就是寢具了，想必大家都知道被褥的優劣影響睡眠的深度。

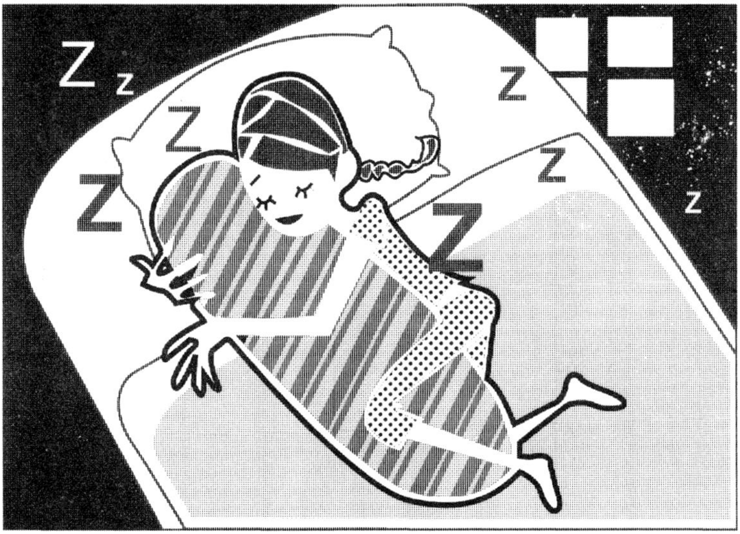

寢具與安眠息息相關

從醫學的觀點來看，理想的床具應具有以下的條件——安定性、保溫、通氣良好、適當的柔軟性。以下讓我們來觀察適合此種條件的寢具。

首先是安定性。各位只要想想寢車上的床舖或吊床，多麼難睡，便可知其重要度。

床舖的問題，不要使用廉價、搖搖晃晃的床，盡量採用堅固的床。

可是在小房間擺一張大床，倒不如採用日式的蒲團系統較佳。

最近歐美也有不少家庭模仿日本式的，直接把床墊（mattress

）鋪在地板上睡。因此床墊可以說喜歡和式、洋式那一方的人都能適應。

接著是保溫和通風，這多少須配合的場所及季節而做適當的調整。舉個比較極端的例子，熱帶的人重視通風性，寒帶的居民比較注意保溫性。位居溫帶的台灣，二項都是重要問題，而在冷、暖氣普及的今天，似乎比較需要注意通風性。

床的三層構造

理想的寢具，全體上要有三層構造（理由留待下一章說明），最上層乃由氨基甲酸酯（urethan）所構成，具有保溫力，同時在通風上，亦加入新的創意。

由四十一頁圖可看出，氨基甲酸酯的下層是筏狀堅固的頗具彈力性的素材。從此側面觀看，有半圓形的孔穴，它相當於榻榻米（或地板）與墊被之間，可免於悶鬱具有通風效果的「小孔道」。氨基甲酸酯層更有一種顆粒狀的突起。它具有發揮「指壓效果」的大功用，做為幫助睡眠中之發汗的通風氣孔，亦極管用。

從醫學觀點出發的理想寢具，其第四項條件，乃是「適當的柔軟性」，這往往引起極大的誤解，如您覺得「越柔軟越好」可就離譜了。所謂「適當的柔軟性

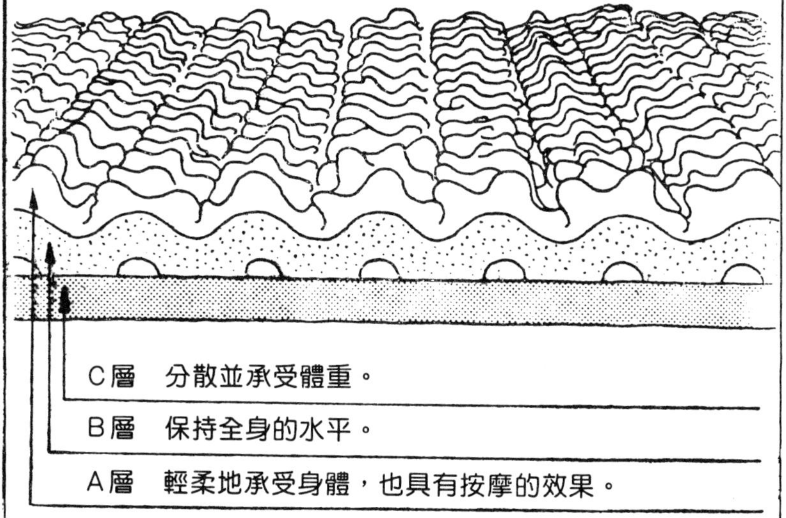
C層　分散並承受體重。
B層　保持全身的水平。
A層　輕柔地承受身體，也具有按摩的效果。

橫斷面：3層構造的床。

」，如換個方式說「不要太柔軟」，或許比較容易瞭解。正確的說，應是「適當的硬度，且具彈力性較理想」。

此種柔軟性對人的生理應該是很舒服的，直接接觸人體的部份，柔軟的感觸是很爽快的，但整張床要是鬆鬆柔柔的話，將對身體強迫採取不自然的姿勢。

倘若具有承受全身重量的彈力性，又具有不使身體特別重的部份（頭、胸、腰）下沈的硬度，那麼睡眠中亦能保持正確的姿勢。

從此點看來，理想的寢具勢必要具有恰到好處的硬度。古埃及文化中亦有睡眠健康的始祖，此地的床是硬的。中國人也用著硬床。目前洋式的床具最值得檢討的是，彈簧、床墊、墊被都太過柔軟。請您也對府上的寢具，針對此點檢討看看。

最近常有讓嬰孩伏臥睡覺，以致窒息死亡的令人痛心的新聞，這也是由於太軟的床墊所致。嬰兒原本就喜歡伏臥睡覺，原因可能是較易打嗝、手臂有依賴比較穩定等。

著名的史波克博士的育嬰書上，便主張讓小孩伏臥在硬床墊上睡覺（注意不要弄縐床單）。床單要是沒拉平的話，便容易發生窒息的悲劇。

當然，枕頭、墊被也一樣，鬆鬆軟軟的應絕對禁止；讓小孩伏睡時，乾脆枕頭、浴巾之類的物品，全部不用較佳。

選擇理想枕頭的要點與條件

對成人而言，枕頭也是獲得安眠的重要條件之一。以下我們就來談談理想的枕頭。

石枕、木枕、草枕

枕頭的歷史可能起自太古，從人體構造來看，睡覺時必須拿自己的胳膊或類似的東西當枕頭。舊約聖經上也經常提到所謂「石枕」，古代的中國則用木頭當枕頭。「枕」字，左邊是木邊，右側的「冘」則表示曲肘的狀態；因此「枕」字也可解釋爲用木頭來做爲肘枕的代用。

以前有所謂「草枕」，用繩線把乾草綑綁成束，或用麻袋裝乾草，以做爲枕頭。

取代草枕而使用箱枕的，是因爲女性追求髮形之美的封閉時代。箱枕不致弄亂髮型，可說是生活智慧的產物。

如此探尋枕頭的歷史，枕頭對人類生活而言，是最必要的生活必需品之一，說不定早在蔽體的衣物發達以前，已爲人所愛用，並加上各種講究的東西之一。

秘藏女性悲哀的箱枕

箱枕也是藏私房錢的處所，當然也裝收拾做愛之後的必用品。當時的女性被灌輸嚴格的性教育「背向行燈，勿讓丈夫看到寢姿」。至於枕頭變成方便的小道具，就像現代爲了提高女性的快感……。至於在那個時代，女性露骨地品味快感是很糟糕的。

那時代的女性不僅無法安眠，甚至過著痛苦不安的夜晚。談至此，不禁覺得封閉時代的枕頭隱藏著女人的悲哀。

中國則有頭、腰、腳的枕頭。腰枕當然用於性生活，腳枕大概用於改善血液循環。

中國自古便使用著硬枕頭。平民用木製，富有人家則用陶製。現在用高粱、稻殼、羽毛、茶葉等的枕頭。

中國的陶枕，據說特別在炎熱的夏夜或午睡時，爲人所愛用。

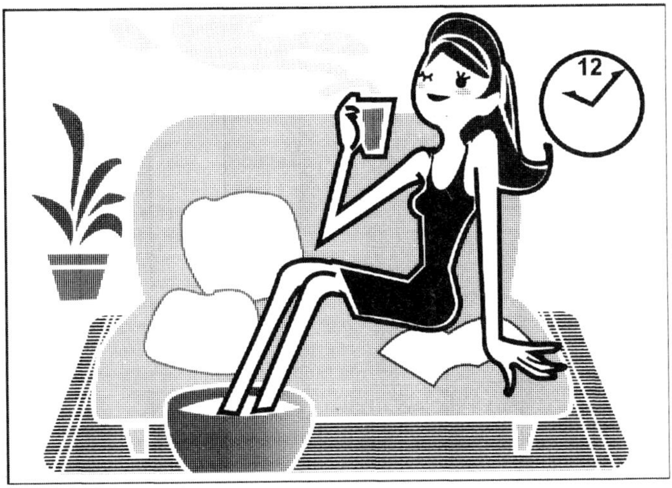

頭寒足暖是安眠的條件

可是，陶枕的最大缺點是冷（但如要讓頭部涼快的話，卻是長處），還有硬也常爲人所不喜歡。

頭寒足暖，乃是自古以來公認的睡眠與健康的條件，的確不錯，讓頭部有某種程度的涼快，的確是引發安眠的方法之一。

最近激增的洋式枕頭，採用棉花、羽毛等保溫力高的材料製成，結果對東方人來講，頭部太暖和了。頭暖乃是促使腦部興奮的持續，甚至影響血壓，導致無法安眠。

頭寒足暖也要有個限度

談談讓頭太涼快所帶來的影響。以男人而言，譬如因冷氣或其他什麼的，讓頭部長久保持涼快的話，甚至可能造成陽痿的傾向。

頭寒足暖也得適可而止。

自古以來，人們便使用麥殼的枕頭，它具有若干程度的柔軟，具有通風性及彈力性，一般認爲麥殼能滿足枕頭的健康條件。

枕頭太高或太低都不好，而且頭部放置的部位必須要能安定頭部。

自然舒適地伸展脖子（頸骨），並能安定頭部重心，這是必要的。

從人體工學來看，枕頭高度以六公分最理想；但人的頭部是圓形的彎曲，到底六公分以哪部份爲基準，這是個問題。

還有，睡時枕頭變形或變低都會影響健康。

枕頭以負載頭部時的高度大約爲六公分時較爲理想，而且睡眠中能保持相同的高度，不致下沈。

不過，也未必一定選用此種枕頭，重要的是使用適合自己頭部的枕頭。

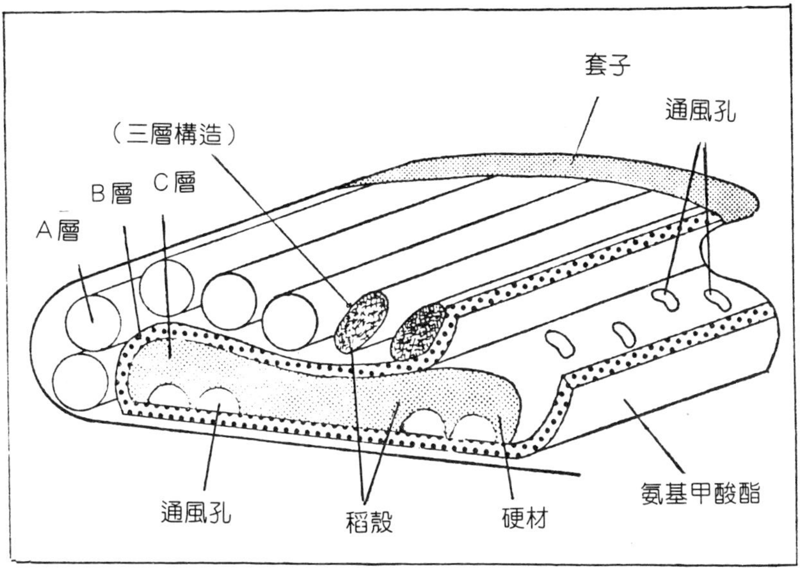

具有通氣性、彈力性、適當高度的枕頭

不太高、也不太低，保持適當的頭寒足暖的狀態，轉身時不會挪掉……此種枕頭算是合乎理想的。

小旅館用的海綿枕頭，可說是不合格枕的一例。

單是選擇枕頭，便足以大大改變睡眠的品質。

熟睡的秘訣

俗話說：「娶新娘就娶睡相差的女人」，但另一方面，又告誡婦女說：「勿在丈夫面前暴露狼狽的睡相。」

何謂睡相差的新娘

據說古時候女人有用繩子綁住自己的腳，訓練睡相的習慣。真是豈有此理，說來還是庶民的智慧正確，「睡相差的新娘」必然是健康的。不僅新娘、丈夫、小孩、老人，所有人都不必顧慮自己的睡相。人平均一晚轉身二十～六十次，此時以能自由翻身的狀態為佳。

因此，以不使身體太下陷的墊被、薄棉被為妥。

睡時越是肆無忌憚的人，熟睡度越深，此種睡眠正是健康的證據，因為翻身便是矯正骨骼的不自然和歪曲。

忙碌一整天，到了晚上，常有左右腳的長度相差大約二公分的情形。

這是由於人體的習慣或內臟的狀態，無形中過了一整天的不良姿勢所致。因此，輕度的脊椎歪曲，引起腳之長度的不同。

於睡眠中糾正彎曲，在改善內臟功能上也非常重要。睡覺時請盡量、大方地無所忌憚吧！

睡相良好不值得驕傲

假如您以睡相良好自居的話，您實在有必要學習熟睡的秘訣。改善睡眠的環境及寢具，也是熟睡的秘訣之一。

所謂有助於睡眠和健康之寢具，指的是使用該寢具，覺得輕輕鬆鬆，具有適當的硬度能自由自在地翻身。而且枕頭不會束縛頭部或頸部的移動。

接著談談睡眠時間，據說拿破崙一晚只睡三個小時，您呢？睡眠時間因年齡而有所不同，而且個人差異頗大，無法一概而論。

早上醒來懶洋洋的，白天仍想睡，想午睡……此種狀態便是睡眠不足。如果只睡五、六個鐘頭，便精神飽滿地醒來，那也就足夠了。

必須的睡眠時間，還是以各人衡諸自己的身體狀況做決定，最爲正確。

人不可能「貯睡」

關於睡眠時間，請不要誤解的是所謂「貯睡」的觀念。倘若睡眠不足的話，可在隔天或隔晚補睡，這倒是必須的，但反過來說，「早上遲遲才起床，今晚大可熬夜了」，這是行不通的。

人的身體需要某種循環，一定時間的覺醒後，需要一定時間的睡眠。維護健康的睡眠乃是以相同的循環，在相同的間隔作息。

所謂「早睡早起身體好」，這也是正確的。

包括人類在內，所有生物都隨著太陽的運轉、潮水的漲落而生息。人的頭腦亦與此不無關係，況且我們體內的細胞也在夜晚睡覺時製造的，白天的睡眠並無細胞的製造。「美人是夜晚造成的」，或許指的是美麗的容顏是在夜晚生成的。此項功能最旺盛的時間是從夜晚十時至凌晨三時左右。

因此，請您儘可能把十時～三時這個時間帶包括進您的睡眠中。

若想追求美和健康的話，就別觀看深夜的電視節目，提早在十點上床睡覺。請記得，「熬夜是不好的」。

第三章

背骨健康法

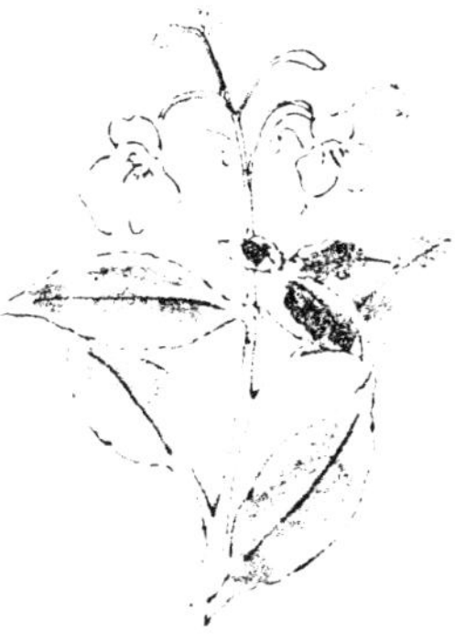

背骨是支撐身心的支柱

前一章談論寢具在獲得安眠方面具有何等重大的功用，這一章繼續深入這個問題。

因爲有助於睡眠與健康的寢具，基本上是以重視背骨而製作。

背骨與寢具關係密切

背骨關係著睡眠，也是全體健康的重要部份，而背骨又與寢具有著不可分離的密切關係。探討健康這個問題，勢必要檢查背骨，檢討背骨時，寢具的重要性可謂大矣！

何謂脊椎呢？簡單地說，人類「背骨」的中心。字詞上解釋爲：「背骨中心部上至延髓，下至尾骨的索狀器官，由神經細胞與神經纖維所構成。其機能乃是與腦構成中樞神經，司掌腦與神經之間的知覺、運動之刺激傳達與反射。」

正如您所知道的，構成脊椎動物軀幹之支柱的乃是脊椎骨，而人類的脊椎骨則由上下三十～三十二的椎骨連成鎖狀而成，前七塊稱爲「頸椎」，其次十二塊爲「胸椎」，再其次的五塊是「腰椎」，三塊的「骶骨」，最後的尾椎由三～五塊構成。以上合併起來稱爲「脊椎」，而像棒軸一般貫穿這堪稱人體之柱的叫「脊椎」。

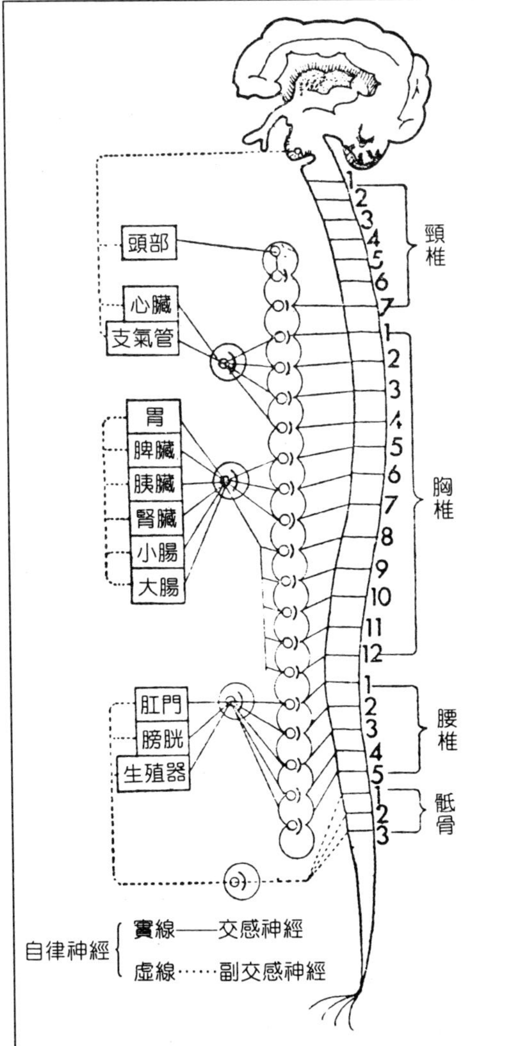

脊椎神經與內臟各器官的關係

控制內臟活動的脊椎

脊椎與健康的關係是許多醫學家、生理學家所一致公認的。幾乎所有脊椎動物的身體構造皆以背骨爲中心，而控制活動的功能亦由上下貫通背骨內部的脊椎所進行。由脊椎分佈出去的各神經，與內臟各器官直接聯繫，各有所專司。

如您瀏覽過前圖，便知其分工；聯絡脊椎與各臟器的是自律神經，因其功能使我們那自然地呼吸、消化、吸收，及其他精密的人體結構才得以運行。

人類生活容易造成歪曲的姿勢

據說人比猴子只多三根毛，又說人類的祖先是類人猿。人類在未完全變成人類之前，似乎曾有過四腳落地的時代，經過長期的進化，終於能用二條腿站起來走路。

至於那是歷經幾百萬年的進化已不得而知，但現在人站著走路可有著若干的不自然。對於靠四條腿支撐身體的動物而言，脊椎就像房子的橫樑；但人類由水平變爲垂直之後，橫樑卻變成柱子了。

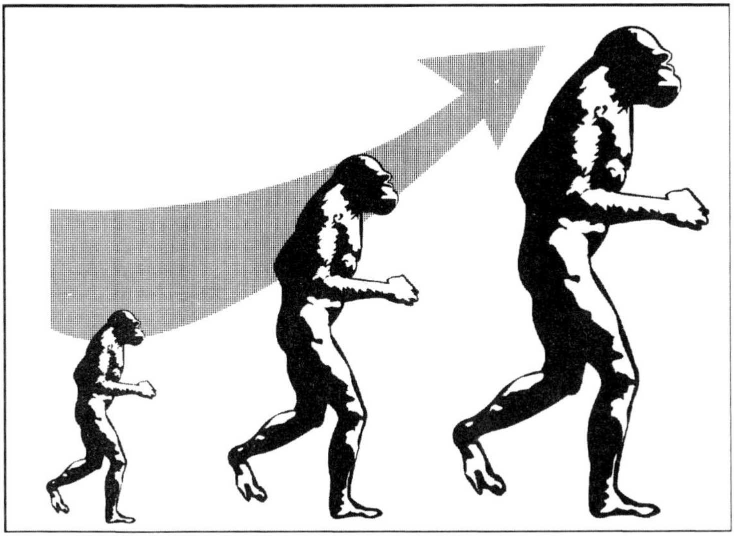

人由四肢行走，演進為二腳

因此人類站的時候，便用二條腿來支撐全身的體重，坐的時候用骨盤以下的部份支撐。站或走的時候，骨盤具有連接上半身與下半身的功用。「腰」字乃「月」加上「要」，亦即腰乃人體之要。

以前是由四根柱子（腳）支撐著作水平移動，現在是垂直站著，故要保持筆挺的狀態遠比以前困難了。但是脊椎和脊柱比以前重要。

可是以直立的姿勢活動、勞心、勞力的人類生活，長時間地持續著不自然的歪曲姿勢。「人乃萬物之靈」，亦即人具有靈＝心，擁有不違背神與自然的意志。因此，倘懶、貪樂之類的行為也多，於是乖離了挺直的姿勢。

不良姿勢導致疾病

人類不同於其他生活在大自然中的動物，再沒有像人類擁有這麼多疾病的動物了。如要將之歸咎於歪曲的姿勢，恐怕失之過激，可是疾病與姿勢確實有很深的關係。當我們彎腰駝背時，脊椎的負擔便要加重；這一來脊髓之中的神經系統當然無法正常活動。由於自律神經的功能降低，體內各器官的功能也減退，結果當然引起疲勞或削弱抵抗力。

我們所遇見的人瑞，第一個印象是各個姿勢十分良好。「沒吃過藥呀！」「沒生過病呀！」老公公、老婆婆們如此說道。他們好整以暇地生活著，只因保持優良的姿勢，便健康地活著。

常聽人說：「某某人腰桿挺得很直」此語不僅止於稱讚該人的意志力或堅強的性格。誠如所謂「健全的精神寓於健全的身體……」，被人讚稱為「硬漢」的人，必然是抬頭挺胸，英姿煥發的人。

因此，如想成為硬漢，從抬頭挺胸做起，豈不是一條捷徑？

背骨的歪曲是萬病的根源

不知各位是否在報上看過，整形外科發生一種叫「脊椎骨側彎症」的問題。此種疾病以成長期的少年少女——中學生最多，脊椎骨向側方彎曲、扭曲。

女人的駝背自三十歲、男人自五十歲開始

「脊椎骨側彎症」無任何自覺症狀，不痛、不癢，不知不覺間，背骨逐漸地彎曲。側彎症有時也因小兒麻痺等疾病或外傷所引起，但最近激增的卻是原因不明的「特發性側彎症」。從X光照片上看，彎曲的角度在二十度以下的是輕症，二十~四十五度中症，超過四十五度的叫重症。

初期症狀可採用體操療法，隨症狀的加重，石膏、鐵架成爲必要；嚴重的話（五十度以上）便只有靠手術了。

重症的患者極不易恢復，已成爲整形外科醫生一大難題，尤有甚者不單是背骨彎曲，連心臟、呼吸器官都遭受壓迫，危及生命。

至於脊椎骨側彎症的原因，目前可說尙未完全明白，但可想而知的，不外乎因運動不足所引起的體力衰弱，肌肉的成長跟不上骨骼的成長，況且此種病以都市型的瘦弱型小孩居多……。

某醫大的教授提出過一篇精彩的報告。

該研究報告以二五二六名的健康男女爲基礎，研究年齡與姿勢變化。所得的結果是，女人從三十歲以後，姿勢迅速的變壞；相對的，男人則從五十歲開始現出「微佝」的傾向，男女相差二十年。

「女人三十歲之後，逐漸免於育兒等方面的工作，開始過著較閒散的生活；而同年代的男性正是力爭上游的時候。第二個原因，女性較多俯身的工作，骨盤與腳的傾斜加重，變得佝僂。」

列出上述理由的教授，又附記道：「六十歲上下的男性，如係無職之人，其骨骼的變化跟女性一樣不堪，由此可知緊張的工作有助於保持優良的姿勢。」

腰酸背痛的年輕人增加的理由

俗語說「沒工作，沒得吃」，對人來講，一心一意努力工作似乎非常重要。

另外換個話題，您是否知道最近腰酸背痛的年輕人不斷在增加？原因大概也是由於姿勢不端正。人本來是靠二條腿來走路的，但由於交通的發達，貪看漫畫書，不走、不動、不工作……結果肌肉弱化，姿勢每況愈下。

大學生也好，三十歲的「太太」也好，腰酸背痛實在不應等閒視之。如放任下去的話，也可能成爲引發其他各種內臟疾病的誘因。

假如年輕時候便姿勢不端正。久而久之，胸椎固定成形，給頸部和腰部多餘的負擔，便是腰酸背痛的原因。

矯正脊椎彎曲的方法有體操、石膏、鐵架、手術等，如係平常的小彎曲，還是只有當事人自行察覺，採取端正的姿勢，此外並無他的治療方法。體操、脊椎指壓療法（Chiropractic）、整體療法、瑜伽等都有效，但這些如非當事人的自覺和努力，依然是無用的。

十分適合懶人的健康法

不僅時下的年輕人，我想對每個人來講，自覺和努力都是很難的。矯正不良的姿勢，說來容易，實行起來卻很困難。

只要姿勢端正，便能遠離百病、健康長壽。我想再沒有比這更簡單、廉價的方法了。好！從今起抬頭挺胸。但願您不是三分鐘的熱度。

因此，我想向各位推薦一種最適合懶人……不！對任何人都是有效的、有效率的方法——利用睡眠的時間。就是說邊睡覺，邊挺著背，矯正脊椎骨。

前面說過，人生的三分之一是睡覺，既然如此，利用這段時間可說是絕佳的妙法。

因晝間的活動而疲勞的脊椎骨，在晚上我們睡覺時調整機能、恢復疲勞。

因此，實行靠脊椎骨除去疲勞或易於調機能的睡眠法，必然有助於身體各器官的健康。

下一章來談談有關這方面的寢具問題。

背骨的構造及床的功能

截至目前為止，一般的觀念總認為床越是柔軟，越是能包裹整個身體，越高級。我認為柔軟未必是床的第一條件，因為床最重要的功能乃是它以何種狀態來支撐那構造有如拼湊的人體。

理想的床「三層構造」

人體工學的權威人士主張理想的床是「三層構造」。就是說，把床墊分成三層，讓各層對人的睡眠發揮必要的機能。

「三層」的最上層因與身體接觸，故需要某種程度的柔軟；第二層須有足以支撐身體較重部份的硬度，此層必須具有保持睡者姿勢端正的功能；第三層承受全身重量，具有緩衝的效果。

以上是從人體工學的觀點考量的床的必要條件。

從六十二頁可看出，床墊或墊被如鬆鬆軟軟的話，睡者的脊髓呈現波形的

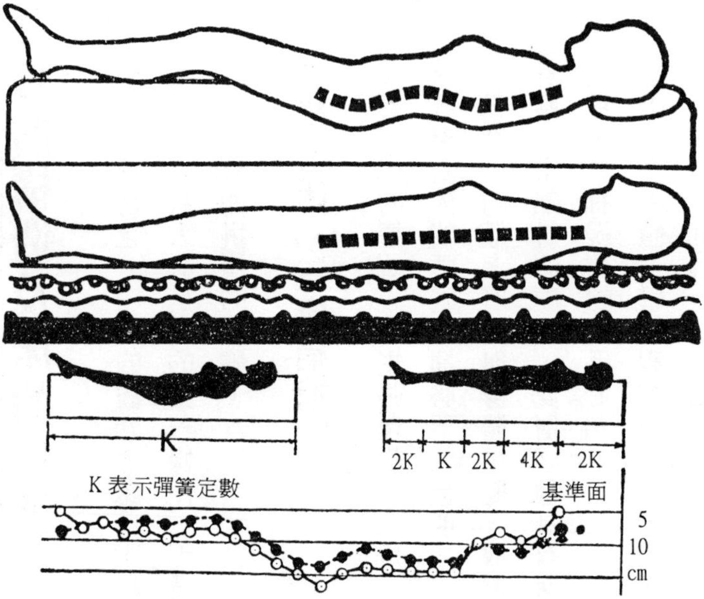

（上）寢具的硬度與睡覺的姿勢（下）彈簧強度與睡覺姿勢

彎曲。我們總把人體視爲有如雕刻一般的軀體，實際上，頭、胸、骨盤是三個重點，並由脖子及腰加以銜接而構成的鎖狀形態。

「三個重點，二個接點」的人體如睡在鬆鬆軟軟的墊被上，全身必然呈現W字形的彎曲。較重的胸與臀部下沈，接點的腰部反而上升。而且，床墊越是柔軟，W字形越明顯。

因此，爲了保持身體的筆直，當然需要具有相當的硬度，以便不使身體較重部份下沈的床（＝寢具）。

竹床的智慧

說到此，令人想起泰國、緬甸的竹床。而中國南部的長壽村——南昌桃源里據說也用竹床……，那不單是爲了避暑，它是健康床。

古時候的埃及，也使用石板造的硬床，那些睡竹床的東南亞人，個個體裁修長、標緻（中年人之後發胖的太太，即使睡竹床，也不見得會變美……）。

南昌桃源里的竹床，據說是把直徑大約十公分的竹子剖成二半，切口向下，有如編竹筏一般。睡時在上面舖上一層軟布，也有說法認爲，長壽的秘密之一便在於此種竹床。

既是竹筏，在未習慣以前，滋味恐怕不太好受，但對於小時候便熟悉此種竹床的人，那真是跟桃源夢境連接的絕佳好床。因爲背部能保筆挺的狀態，竹子的彈性帶來適當的床墊效果，而且竹子的半圓形凹凸也具有指壓一般的刺激。

村子裡的人恐怕沒有人懂得人體工學，這種走在現代科學最前端的學問。但他們從古時候起，從比他們的祖父、祖母更早的時候起，得自生活上的智慧卻與「科學床」不謀而合。

睡眠的脊椎矯正法

知道東方醫學所說的「穴道」的人，必然不在少數。穴道分佈於人體，是施以針灸、指壓等而能具有某種效果的點。各穴道分別與內臟或身體各部份有關，藉著刺激穴道，便能促進內臟或各器官的功能，甚至能治病，改善體質。

人體的重要穴道位於背骨兩側

連接穴道與穴道，或穴道與體內各器官的叫「經絡」。西洋醫學並無此種觀念，但經現代科學的實驗，經絡與穴道的存在已獲得承認（例如穴道的所在比起其他部份，電氣抵抗、電流量、電位差都有所不同）。

東方醫學早在三千年以前便找出了最少三六五穴的穴道，當然不是經由解剖學或顯微鏡，而是經由長期經驗所產生的「智慧」，且證之今日的技術和學問毫不相悖，令人不得不嘆服東方醫學的偉大。

對東方醫學稍具興趣的人，必然知道人體的重要穴道頗多位於背骨兩側。所謂背骨兩側，即沿著脊椎骨的兩側。

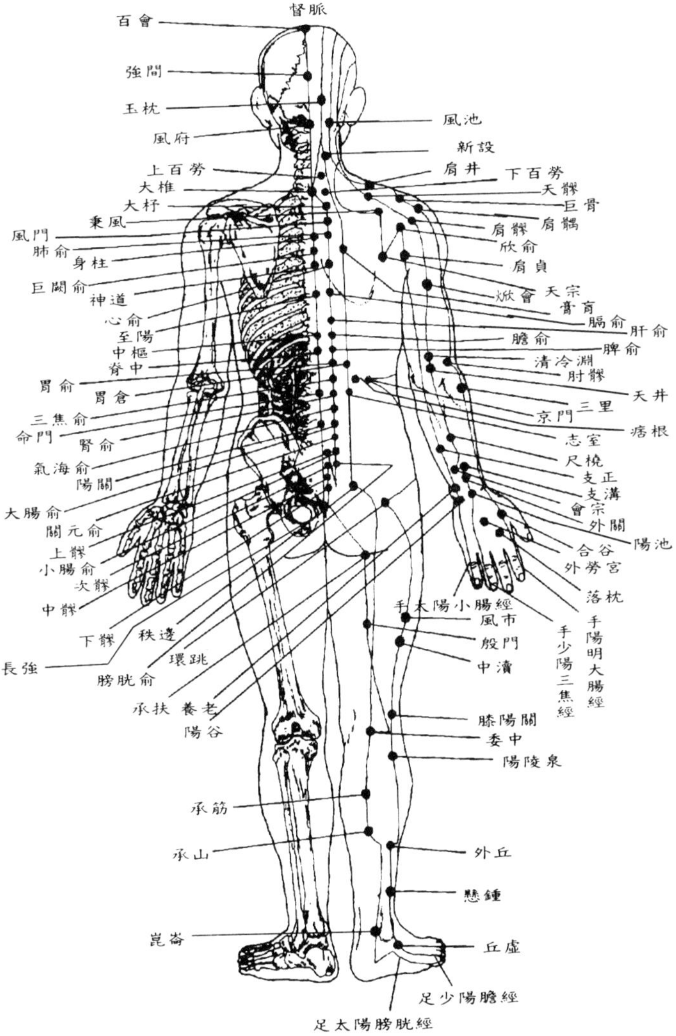

背骨兩旁有著這麼多重要的穴道（背面）

穴道的名字及相關的名器官，如前圖所示；由此您便可知道爲何針灸或指壓皆以施於背部爲主。

寢具的顆粒狀突起乃是考慮指壓效果而造的，它的確能給穴道以刺激。邊在睡覺，且能不假借他人之手地獲得輕便的指壓效果，何等簡易的健康法呀！

另一方面，最近流行的「脊椎指壓療法」根本上也是脊椎骨的矯正。脊椎指壓療法的歷史悠久，據說其源流乃古代埃及。但經近代科學重加整理的，是始於十九世紀末之後，在美國大爲盛行。

脊椎指壓療法的基本是比較兩肩、手、腳的長度，查出脊椎的彎曲或歪曲，使用手或機械加以矯正。中國的接骨醫或柔術家自古便採用與此相似的方法。

古今東西的健康法，各種理論和方法以脊椎骨爲中心，此種不謀而合的一致實在意義非凡。

多多保重脊椎骨

以下介紹美國的雷斯達博士的意見。美國人常患背部障礙，他專門研究這方面的原因及對策。歐美人缺乏肩痛的觀念，背部的障礙在肉體的痛苦中，是僅次

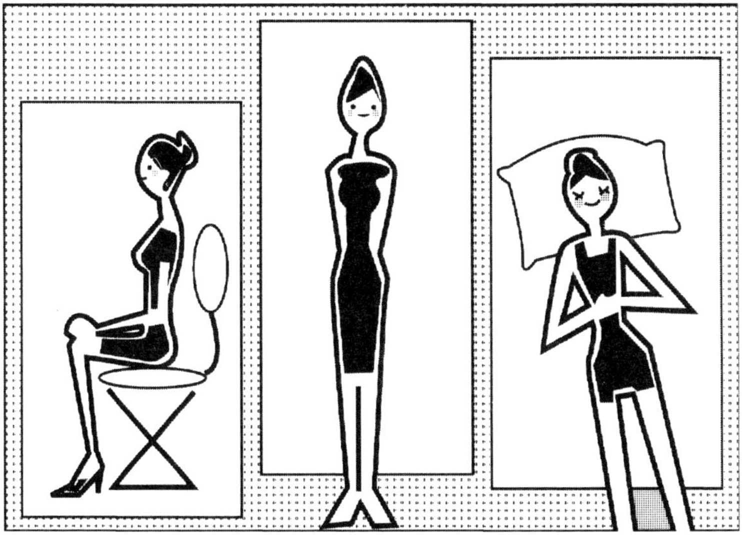

站、坐、睡等應保持端正姿勢

於頭痛的第二位。

「障礙幾乎都起於從事超出背部所能負荷的工作。其中以提東西時爲最多，其他也因推、拉、扭等動作而引起，也有因站、坐、睡時的姿勢不佳所引起的慢性背部障礙。」

雷斯達博士認爲這些障礙並非無法避免，他表示日常生活中應遵守以下的注意事項。

• 站、坐、睡等，應保持端正的姿勢。提重物時姿勢要端正；勿彎腰，保持背部的平直，用腳的力量加以提起。

• 勿用背部從事費力、不習慣

的工作。即使做慣的工作，也不該以勉強的姿勢做。廚房的水龍頭不可太高或太低。

- 女性勿穿鞋跟太高的高跟鞋。
- 勿強做轉背的運動。姿勢不穩定時，勿做背部用力的工作。
- 爲了保持背部肌肉的健康，必須有適當的運動，以游泳爲最佳。

微不足道的扭傷，往往演變成嚴重的結果。這是由於支撐背骨的肌肉與韌帶負擔過重的緣故，此外，尚有背骨最底下的骶骨負擔過重，脊椎骨的一部份走位等原因。

預防的方法是從平日起便多多保護背部（＝背骨）。雷斯達博士的注意事項似乎平淡無奇，但能夠確實遵守的人實在少之又少。

保護背部的椅子

美國人日常生活中的另一項問題是選擇椅子。特拉貝博士警告道：「休息用的椅子應採用堅固實用。柔軟輕巧的椅子往往帶來不自然的姿勢或肌肉的緊張。不適合自己的椅子，不僅引起肌肉的障礙，甚至引起關節的問題。」

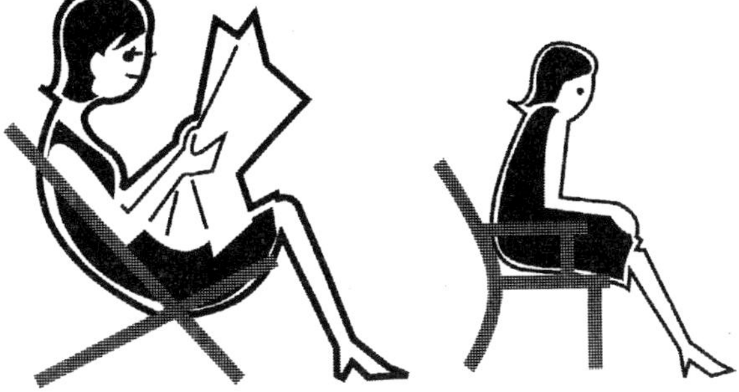

這兩種椅子使膝蓋上部及小腿一帶遭受壓迫。

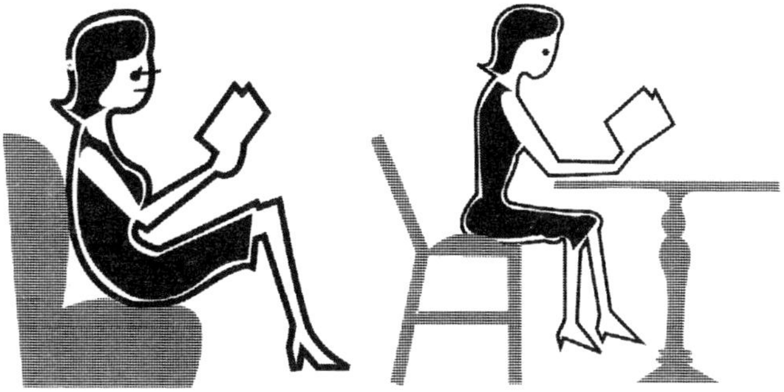

腳如未能著地，雙腳的重量將壓迫腳下的
血管，故最好能擺個小椅子墊腳。

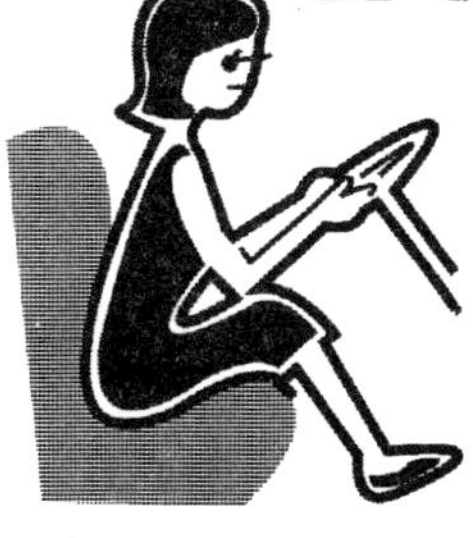

腰的角度如小於 90 度，會引起
背部肌肉的緊張。

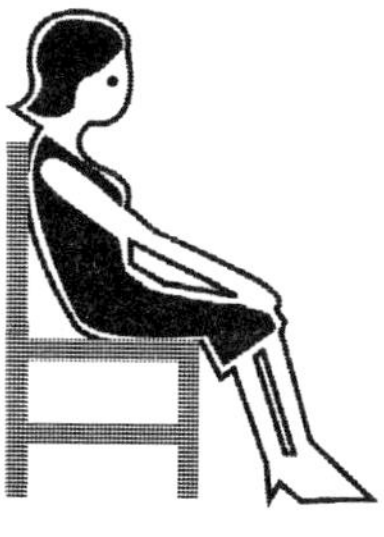

椅背接近垂直的椅子，迫
使人採取微佝的姿勢。

選用椅子的要點

以下他舉出椅子的缺點及正確的選擇方法。

• 無靠背的椅子加重疲勞。
• 椅背太深凹的椅子，引起背部肌肉的緊張。坐於椅子的狀態以肩胛骨在脊柱中心之後方為理想。
• 過高的扶手乃是肩頸酸痛的原因。
• 椅背傾斜不足的椅子容易形成佝背，對背骨有害。
• 椅背太低的椅子引起肩頸的酸痛。
• 坐於椅子的理想姿勢是腰與膝呈九十度以上的角度。否則容易引起腳和背部肌肉的疲勞。

真不愧是椅子生活悠久的民族。此外，特拉貝博士還給椅子的設計做了一番詳細的檢討，最後他強調，良好的椅子必須是讓背骨在自然的情況下休息。選擇寢具、椅子、桌子等與生活關係密切的工具時，應著重「對身體好」，甚於表面的豪華和精巧。

但這往往被忽略，現代的消費文化的無底洞或許就在於此。

第四章

陰離子療法與健康

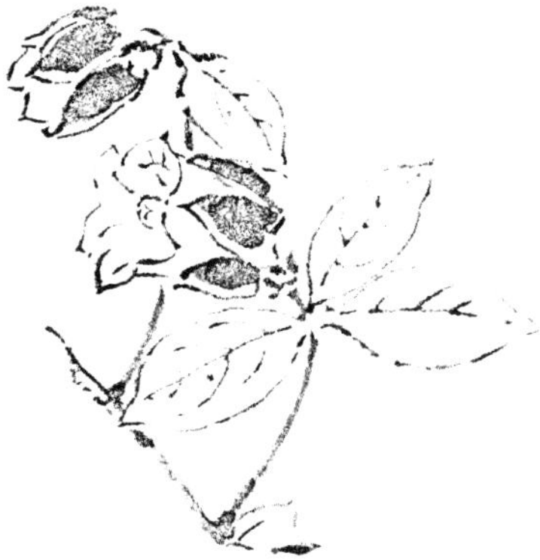

何謂陰離子

您是否知道「電」跟我們的健康有極大的關連？

一般人只知道電可以用來點電燈、電鍋……，其實電在我們每個人的體內都發揮著極重要的功用。

血液中的電

那是由於它以一種叫「陰離子」的形式溶解在血液中，一旦陰離子不足，身體便疲勞或發生毛病。

做為消除此種毛病或疲勞的方法之一，最近已開發出「陰離子發生裝置」。以下我們先從一般的電談起。

想必各位都知道電從正極流向負極，但如仔細研究電流，其實擁電荷的小粒子，即「電子」，它是由負極流向正極。

至於我們為何不把電子的流向做為電流的流向呢？那是由於早在尚不明白所

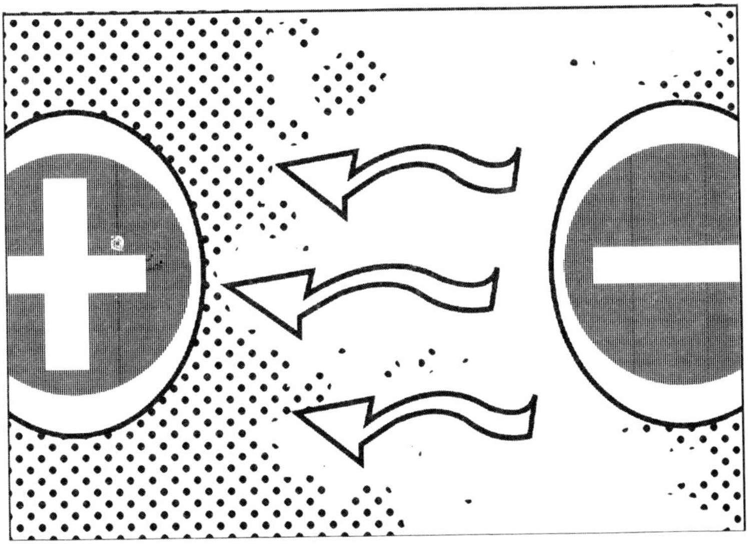

電流是電子由負極流向正極

謂電子的時代，只能定下電流的方向，直到現在再也更正不了了。

其實電流是電子由負極流向正極，如此說來，負極便是有著許許多多的電子，而正極則是電子不足。因此，負極的電子才奔向那電子不足的正極。

故在電的現象上，小小粒子的電子扮演著極重大的角色。

可是電子也在其他許多場合扮演重要的角色。譬如各位抓一把鹽丟在水中看看，不久食鹽便溶進水中，暫時混濁的水一會又恢復清澈。這到底是怎麼回事呢？各位想過嗎？

陽離子與陰離子的秘密

正如各位所瞭解的，食鹽乃是不透明的白色結晶。當此結晶毀滅，越變越細時，便成爲氯（Cl）與鈉（Na）二原子所結合的氯化鈉分子。食鹽的真面目是氯化鈉。

當我們把這氯化鈉撒進水中後，因水的作用，氯和鈉的結合便崩潰，各自分開了。但如仔細研究，此情況下的氯並不單只是氯，而是擁有一個多餘的電子的氯，鈉則少一個電子，由此便可看出，當氯與鈉結合而成氯化鈉分子的過程，電子發揮著相當的功能。

事實上，氯化鈉的分子成立便是相互收授這麼一個電子，甚而眾多分子聚集而成爲「食鹽」的白色結晶。

像溶解在水中的氯一般的，擁有一個多餘的電子的原子或分子，叫陰（－）離子；相反的，缺少一個電子的鈉一般的原子或分子叫陽離子。

陰離子療法何以奏效？

前面我們談的是食鹽溶解在水中的狀態，如換成人體，情況也一樣，譬如在血液中，也一樣成爲陰陽離子溶解。

在血液中，不僅食鹽，以葡萄糖爲首的營養素、維他命、賀爾蒙及其他各種人體所須的物質都是溶解的。爲了要能溶解，這些物質必須化成各種形式的大小離子狀態。

因此，電子便很活躍了。

陰離子的不足使血液變成酸性

所謂酸性血液、鹼性血液，其實也跟電子有關。大要地講，電子不足的狀態便是酸性，多餘時叫鹼性。就是說，陰離子不足時，便是所謂的酸性。

正常的時候，陰離子的數目和陽離子的數目恰好相等，保持平衡，全體上是中性的。但如果身體某部位發生毛病，或蔬菜之類的鹼性食物攝取不足，只吃肉類、米飯之類的酸性食物時，上述的陰陽平衡便崩潰，傾向於酸性。

這一來，身體便不對勁，呈現病態。當然，我們體內仍儲備有放出鹼性陰離子的物質。但一旦用完之後，事態可就嚴重了。

因此，要仰賴外界的補給或其他的治療。

其中之一的方法便是陰離子療法。從身體下部給予負電荷，酸鹼的平衡便逐漸恢復平常。例如，有助於中和、排出體內所產生的尿酸之類的老廢物。

更進一步，它甚至可預防鹼性物質的消耗，促進其必要量的貯藏，故肉體上全無倦怠，精神上輕鬆愉快。

陰離子療法的實際

以科學實驗展示陰離子療法，已爲數不少。以下是日本和洋女子大學生理衛生學系的「靜電位負荷給予生體機能的影響」。

在此實驗中，做了給予正電荷的相反實驗，但以下介紹的是給予三十分鐘的陰離子實驗。

(1)對血液的酸、鹼性影響——ＰＨ值的變化

四十八個實驗的平均，負荷前七．四二±○．○四；陰離子負荷後，七．四四±○．○六，顯示有增加的傾向，具有將血液轉爲鹼性的作用。

⑵血糖的增減

四十八個實驗的平均值，負荷前每一dl爲八四．六±五．九○公毫；陰離子負荷後，變爲八六．八±八．七○公毫，顯示增加二．六○%的良好結果。

⑶血清蛋白質的增減

四十六個實驗的平均，負荷前每一dl七．四六±○．五三公克；陰離子負荷後，變爲七．○五±○．四○公克，顯示減少五．八一%的良好結果。

⑷血清總鈣的增減

負荷前，每一dl的血液中總鈣爲一○．一五±○．六八毫克；負荷後，變爲九．八三±○．七○毫克，明顯減少三．二五%。

⑸對新陳代謝的影響

十分鐘的陰離子負荷，一小時的値每一立方公尺三一．八五±三．六八卡洛里，變成三四．二二±一．九一卡洛里，增加七．四四%，這也表示陰離子負荷具有促進新陳代謝的作用。

糾正自律神經的陰離子

人要健康，心情愉快，不僅需要體內的酸鹼保持平衡，而且神經系統也必須保持正常。這也都屬於電的世界。把手指頭受到的刺激傳到大腦，大腦迅速判斷此刺激，給運動神經下達適當的指示，這些也都是電的功能，情報的傳達、大腦的計算、判斷、命令的傳達，這些都依賴那小小電子的活躍。

陰離子療法的三大作用

所謂電子的活躍，便是電流的流動。前面說過，電流的方向已被定爲跟電子流向相反的方向，但我們如要討論這方面的問題，只得把電子的流向做爲電流的方向。在我們的腦中，不斷有電子在移動，就像電子計算機一般進行著計算、判斷，據此分析狀況的功能。

當然，電子的移動、流動是非常微弱的，感覺上感受不出什麼。但如以特殊的器材，如腦波計來測量的話，便能清晰地把握到腦內的電子變化，即電子的移動──電流。

陰離子療法有三大作用：①有助於保持血液或體液經常處於弱鹼性的功能。②能促進細胞的新陳代謝。③能安定自律神經。

其中與陰離子療法關係最深的是，自律神經系統。

想必這是許多人都知道的，自律神經系統是交感神經與副交感神經組合而成的。交感神經的中樞位於脊髓的灰白質，透過交感神經節，遍佈在皮膚、血管、心臟、消化器官等內臟器官。而副交感神經則分為出自腦神經的及出自脊椎的骶骨（骨盤神經），跟交感神經一樣，分佈於皮膚、血管、心臟等器官。

保持自律神經的平衡

以下談談這兩交感神經的功用，概言之，交感神經是促進的，副交感神經則是抑制的。

譬如憤怒、感覺痛苦的情動，喜悅、悲傷的感情則變成伴隨意志的表情或身體的動作表現出來；同時也從間腦、經自律神經，變成身體各部份的不隨意反應表現出來。就拿「生氣」來講，交感神經緊張，結果立毛肌收縮，體毛豎立、皮膚的血管收縮變青，或相反的，引起內臟血管的收縮，面紅耳赤。如感到不安或驚訝時，出汗，唾液分泌減少，口乾舌燥，甚至突然想排便、排尿，這也是交感神經的作用。

副交感神經，則是靜定交感神經所引起的這些興奮狀態，即進行所謂抑制作用；但有趣的是，在消化器官等方面，兩者的功用相反。就是說，胃腸的蠕動、消化液的分泌是交感神經的作用加以抑制，相反的，副交感神經的作用則加以促進。總而言之，在交、副兩神經的作用下，心臟及其他的內臟器官的運動，功能總是保持著平衡，維持身體各部門的正常。

由此看來，把這由交感、副交感兩神經所構成的自律神經保持在最良好的狀態，在維護健康上是非常重要的。而陰離子能夠影響自律神經的平衡，就是說，從眾多實驗觀察得知，它能緩和交感神經的緊張，能給機能減低的副交感神經以活力。

陰離子何以能治高血壓

前一節介紹有關陰離子影響血液的多項實驗，而高血壓的人，繼續陰離子療法而血壓下降的實例爲數不少。電學上的、醫學上的分析姑且不提，因爲截至目前，尚未充分明瞭爲何陰離子能降血壓，但可想像得到的其中一個原因是保持自律神經的平衡。以下所講的，可能也是言之成理的：對微動脈（流過此血管的血液壓力升高的狀態叫高血壓）的收縮而言，鈉是不可或缺的，我們得到鈉，是得自食物中的食鹽，它成爲陽離子，流在血液中，因鈉的存在，微動脈肌肉的收縮便變得活潑了。

想必您也知道，高血壓的人以少吃鹽爲妙，攝取過多的食鹽對高血壓的人是一大禁忌。

這是由於鈉使得微動脈肌肉變得過敏。微動脈的收縮必須恰到好處，超過的話，血管變得太窄，血液的流通不佳，血壓便上升……。因此，血液中的鈉對高血壓的人是一大問題。

至於採用陰離子療法具有何等意義呢？是體內的陰陽離子的微妙關係接受外部的電界影響。人體內有著使不平衡的情況恢復平衡的力量，而陰離子的刺激能觸發該力量發生作用，這大概便是能治療高血壓的原因。

陰離子療法增進健康

現代是充斥壓力的時代。透過電視、收音機、報紙等大眾傳播工具，各色各樣的情報從眼睛、耳朵，無孔不入地氾濫進來。一到戶外，噪音、汽車污染，真所謂的交通戰爭。在現代化的冷暖氣完備的工作場所中，展開了競爭激烈的工商世界。

我們活在隨時隨地提心吊膽，乍看似乎一天也挨不過去的狀態中。

自律神經失調症與陰離子法

處在此種生活狀態中，自律神經系統有著混亂的傾向，這就是所謂自律神經失調症。

此種情形大多呈現爲交感神經系的緊張。

自律神經驅使身體的防衛機能對抗毫無間斷的刺激，即使其對抗終止，處於休養狀態，緊張的狀態並未化解，依舊持續著興奮的狀態。

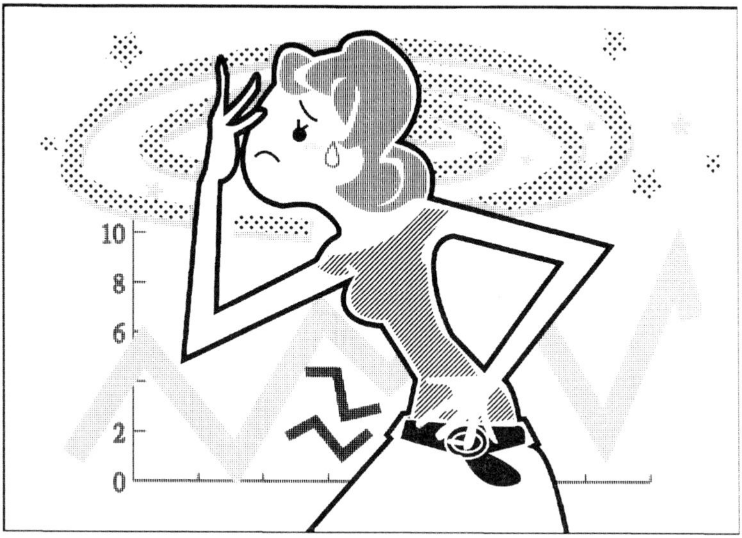

自律神經不平衡造成月經不順、頭昏眼花……等症

緊張延續到下一天，再下一天，長久以往，最後交感、副交感兩系的平衡便瓦解。

於是呈現失眠、不安、心悸、高血壓、消化不良、便秘、腰酸背痛、倦怠等症狀。

而分泌賀爾蒙的內分泌系統當然也在自律神經系統的控制下，故自律神經的不平衡當然也引起賀爾蒙分泌的不平衡。尤其在女性，則成爲月經不順、頭昏眼花、貧血等的直接原因。

當然，陰離子療法並非一次的治療，便可發揮立竿見影的功效。耐心是必要的。久而久之，便能醫治身體的疾病，有助於恢復疲勞。

關於這些方面，臨床上即使獲得公認，但由於缺乏適當測量自律神經系統機能的方法，有時也被存疑。

但以下的實驗報告是很受重視的。

那是日本第十五屆臨床獸醫學會所發表的橋本、本間兩位對狗所做的陰離子療法的治驗例。

報告中，針對目前增加中的原因不明的狗神經緊張症狀（痙攣、委靡、失眠、斜頸、下痢等），給予一天三十分鐘負荷與人相同的三五〇伏特的負電之後，幾天之內便有顯著的效果。

既無先入觀，亦談不上暗示的動物，既然有效的話，這可說是陰離子療法的自律神經安定作用的一項佐證。

月經異常也有效

以下具體的談談「陰離子療法」的效果。

以「靜電療法在婦女科的領域」爲題，塚原英克、梅田馨、竹口武夫三位所

	例數	有效	稍有效	無效
月經困難症	16	9 56.3%	6 37.5%	1 6.3%
月經困難症 ＋ 月經周期異常	5	2 40%	2 40%	1 20%
計	21	11 52.4%	8 38.1%	2 9.5%

·靜電療法對月經困難症的效果·

做的陰離子療法的臨床實驗報告。

三位從藥劑實驗無效的婦女之中選十六名月經困難症的婦女（十七歲至三十九歲），五名月經困難症與月經周期異常二症的婦女，從事臨床實驗。

治療方法是每天做三十分鐘的陰離子療法，最低繼續一個月以上，再由各人報告各自的自覺症狀的改善度。

結果如上表所示的，月經困難症單症的十六例之中九例有效，六例稍有效；月經困難症外加月經異常的五例之中，二例有效，二例稍有效；總共二十一例之中十一例，即五十三％有效，八例三十八％有效。如總計有效和稍有效，效果顯然超過九〇％。至於其內容，以月經周期異常而言，大約半數定期，且從排卵成爲排卵性的周期，甚至二例在治療半年後懷孕。

三位結論道：「靜電負荷似乎給體液、循環引起某種變化，進而影響神經的興奮性與代謝機能，調節自律神經系統、內分泌系統。」

目前已由臨床實驗進而實際運用了，市面也有販賣以電磁波產生陰離子的設備或溫熱、穴道指壓或按摩等家庭醫療器具。

第五章

自律神經失調症與睡眠

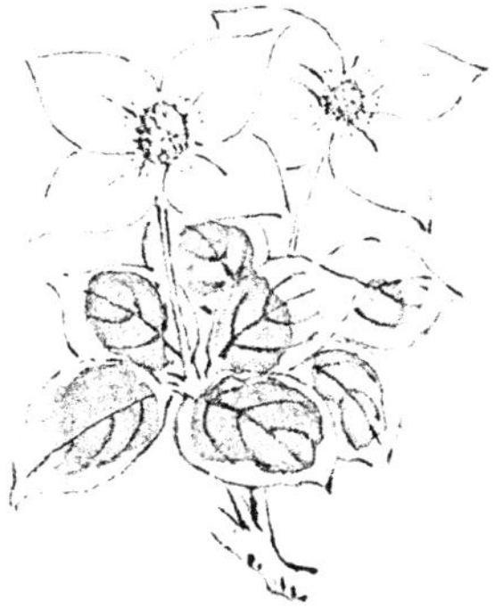

生命活動的控制中心

想必不會有人不懂得「自律神經」、「自律神經失調症」這兩句話。這個世界真是自律神經失調的時代。連婦女雜誌、週刊、電視也不斷在討論這個問題。書店甚至也有關於自律神經失調症的單行本；一般人的談話中，也常可見「我看你有點自律神經失調的味道」「你的自律神經失調啦！」

您的身體的電算機

不僅如此，甚至有動輒把原因不明的事情歸咎於自律神經……此種流行的產生只能說是苦於此種症狀的人很多。一心想克服自律神經失調，但不知如何對症下藥，因而痛苦不堪的人是何等的多。

自律神經失調的症狀呈現出各種不同的樣相，故治療法也是千差萬別的。更明白地說，對於相似的症狀，治療效果也是不能一概而言的，這就是此種「病」的麻煩所在。

什麼叫自律神經失調症？……不！什麼叫自律神經呢？我們先做一番簡單的說明。

想必各位一天大約有三次的進食、排泄，晚上睡覺，其間二十四小時不斷在呼吸，繼續著「生」這項作業。

若把人的身體比成工廠，那麼，這個工廠稱得上是機能極爲精密的自動化工廠，連電腦設備完善的噴射機工廠都望塵莫及。

廠長是你自己，像進餐、上床、做愛、就眠……這些簡單的工作是由廠長的您指揮的。

但重要且複雜的工作，如消化吸收吃進來的食物、及分配儲積於身體各部門（內臟或血管），這些都是自動化的。

至於消化是怎麼進行的？肺和心臟必須如何才能把鼻孔吸進來的空氣只提出氧氣輸送至血液中？

廠長不須一一督導命令，不知不覺間工作便在進行了。

實在是不了起的一貫作業。

健康管理的後台

換句話說，自律神經乃是將人無法以自己的意志調整的臟器——如心臟、胃腸、皮膚等控制得足以維持生命。我們不妨將之視爲自動化設備的電腦。

自律神經別名又叫「植物神經」。

植物無能以自己的意志移動身體（枝葉花），它適應著四季的變移及日光、水分、土壤狀態等的周圍環境，邊接受其恩惠，生生營營下去。

跟植物那了不起的調整機能相同，我們的體內也一樣在進行著。應付多樣變化的條件，具有將體內的狀態維持在一定水準的神經，這就是自律神經（＝植物神經）。

胃腸、血管、心臟、子宮、膀胱、內分泌腺、汗腺、唾液腺、胰臟等的功能皆在自律神經控制下。

雖然，我們幾乎未意識到體內所進行的內臟功能，但過著健康生活的舞台後面，便是有著自律神經不分晝夜地在工作。

一個人扮演二個角色—自律神經

自律神經分成二種，作用互爲相反。即：交感神經與副交感神經。這二者是互有聯繫配合的——前者分佈於心臟、血管、消化器、汗腺等，具有促進心臟功能，抑制胃腸功能等作用。

後者對心臟則是抑制的，對胃腸運動是促進的，此外也負責使血管擴張、縮小瞳孔、發汗等作用。

在談背骨那一章，已簡單提過了，自律神經跟脊髓有著很深的關係。在二種自律神經之中，交感神經乃是從脊髓分節分向左右的。而副交感神經則從大腦皮質、經腦幹、延髓、或骶髓通達各臟器。因此挺直背部、保護背骨，在維持自律神經上也是很重要的。

普通一般人或許不瞭解內臟功能的複雜或自律神經作用的精密。但，它們的重要功能卻是不容我們忽視的。

自律神經失調及其症狀

倘若自律神經的功能發生偏差，我們的身體將會如何？

此種發生偏差的狀態叫「自律神經失調症」。例如明明是好好的胃，卻總覺得有點不對勁，這便是自律神經對胃腸的控制發生毛病。

您知道嗎？—R．E．M睡眠

交感神經與副交感神經乃是各自分擔複雜的機能，互相聯繫配合的，故偶有偏差發生的話，它們所分擔的內機能便發生毛病。

正由於構造太過精密，一旦出了亂子，便給周圍帶來各種影響。

人類深入研究睡眠的結構之下，已知睡眠分成二種。腦睡眠（曾通的睡眠）體睡眠。

體睡眠也叫R．E．M（Rapid Eye Movement）逆說睡眠，是讓內臟與身體休息的睡眠。R．E．M睡眠是一晚之中光臨數次的週期性深睡，總共大約長達一小時（周圍和長度有著個人差異）。

即使您用不著去研究一般睡眠與R．E．M睡眠的不同，但R．E．M期有著若干饒富趣味的事實，您不妨知道一下。

譬如徹夜不眠難耐睏意時，腦溢血或胃潰瘍出血都在R．E．M期。孕婦方面，胎動激烈或開始臨盆，都在R．E．M期，男性則在R．E．M期陰莖勃起。

在R．E．M期，身體活動雖多，但卻非常不容易醒覺（深睡）。人體的神秘和驚異被睡眠支配的面似乎非常大。

棘手的自律神經

腰酸背痛、偏頭痛、牙痛、皮膚狀態的惡化、胃腸的毛病、精神上的焦慮不安、心跳異常……起自自律神經失調的症狀，真是數也數不完。

譬如它呈現爲「頭痛」這種症狀時，以服用頭痛藥這種對症療法即使能暫時擺平，但假如它的根本原因是自律神經失調的話，頭痛依然會再發。

有一種人胃腸一有不對勁，便拚命服用胃腸藥，但經醫生做精密的檢查，胃腸並無異常。

此種情形應對自律神經的狀態做一番檢查，循此做治療才有效。如果沒有察覺此，只專注於胃，長久下來，將會接連產生消化不良、營養障礙、食慾不振、容易疲勞、全身倦怠、暴躁易怒，不僅身體方面，連人格也都要改變。

自律神經障礙，本身並非致死的病，但如放任下去，將會變得不容易醫治，病家的痛苦也與日俱增。可是一切都要歸咎於自律神經也是不行的，不過要是覺得身體那部份不對勁時，檢查一下是否自律神經失調確是有必要的。

失調症的類型

以下的症狀頗多起因於自律神經失調，您不妨熟悉一下。

①容易疲倦、倦怠、全身意興珊珊、夜汗。

②一走動使疲勞、手腳麻痺、頭昏眼花、腰酸背痛、頭重、頭痛。

③心悸、呼吸困難、胸重、臉或全身浮腫。

④沒有食慾、胃垂、胃悶、腹痛、下痢、便秘、想吐。頗多情形是這些症狀

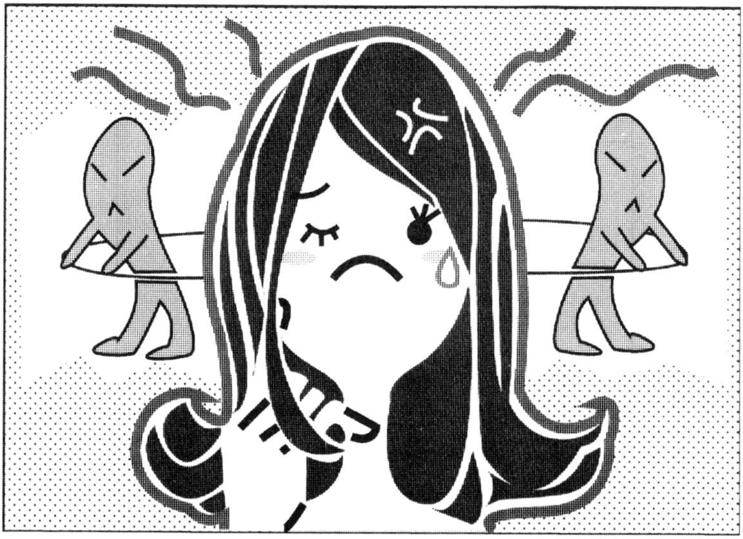

現代人正苦於自律神經失調

若干組合而成，抑或交互出現。前述的症狀，種類繁多，歸納起來是這樣的：

(1)全身性的症狀。

(2)神經性的。

(3)關乎心臟及血管的症狀。

(4)胃腸關係。

以上的症狀又分成兩種，一種是自律神經失調所引起，另一種是精神上的原因影響自律神經所引起的；前者叫本能性，後者叫心因性；另外一種則是這兩者交纏而成。現代人多苦於第三型的自律神經失調。

「好好工作好好睡覺」是最佳療法

關於自律神經失調症的治療，遺憾的，現代醫學尚未確立其理論與實踐。診斷上甚至可能與其他疾病混淆，對症療法雖非上策，不過，原以爲是自律神經，卻有可能是胃癌的初期，實在是個棘手的問題。

「懶病」

關於自律神經失調症已研究出許多種治療法，如精神、心理方面的療法、運動療法、賀爾蒙療法等。也有許多醫生併用若干種方法。

可是也有人不必採用這些療法而能克服症狀的，不！這種病原本就必須靠自己的意志和力量加以治療。自律神經失調症的別名叫「不定愁訴症候群」，有些地方俗稱「怠惰病」。不錯，此種「病」確有懶病的要素，至少在別人看來是「不定期地訴說不定愁的人」。

與其被人貼上此種標誌，還是自行治療較佳。簡言之，就是多勞動，若金錢和時間許可的話，請多多運動。

最有效的還是工作。訴苦自律神經失調的患者之中，以不知如何打發時間的老人或家庭主婦最多（當也有苦干過於勞累的個案）。假如對患者如此說，對方可能會生氣，但事實上確有許多再度就職的老年人，變得朝氣蓬勃，判若兩人。請各位把生活安排得沒有時間無聊吧！

還有一點，不管用什麼方法治療，睡眠都是非常重要的，當醫生做診斷，治療時，睡眠必然列進考慮的項目。「晚上睡得好嗎？」「睡幾個小時？」這些問題必是大家熟悉的。

而且，在處方中必然也加入了促進睡眠的東西。這在現代醫院或禪、瑜伽的診所都是一樣的。至於漢方治療，睡眠當然也是受重視的。

自律神經失調所引起的症候群之中，失眠也佔著極高的地位。即使未訴苦失眠的個案中，睡眠也是一大主題。如偏激一點說，倘若醫生為患者設想到如何安眠的問題，通往痊癒的道路是一直線的。

太太的同心協力

可是，要讓自律神經失調的人好睡，所下的工夫或治療差距是很大的，不能一概而論。例如胃不好的人，晚上便吃一些容易消化東西，而且避免喝刺激胃的咖啡或酒類。

至於對待陷入性無能的年輕丈夫，太太儘可能體貼地讓丈夫放鬆心情，能夠安安心心的躺在太太身邊睡覺，這或許是獨一無二的治療法。

女性因心理上的壓迫所引起的性冷感、小兒氣喘等，很多必須併用睡眠療法以外的方法。睡眠不僅是對自律神經失調症的有效治療法，而且也是做爲治療的目的、治療的證據，首先獲得的目標。

穴道療法與自我暗示

以下介紹引導安眠的穴道療法及自我暗示法。

①頭頂部的「百會」，頭痛時有效。

②背部的「肺俞」、喉部正中央凹陷的「天突」、鎖骨下的「中府」、是解

除胸悶的穴道。

③背部的「心俞」、胸部正中央乳間的「膻中」、心窩的「巨闕」。這些穴道對於心跳、呼吸困難、頭昏眼花等症狀有效。

④背部的「肝俞」、腹部的「期門」、「中脘」。對於調整胃腸的功能有效。

⑤手腕的「曲池」、手的「三里」、對於除去臉紅害羞有效。

⑥腳的「三里」、「三陰交」、「太谿」，可除去冷感症。

各位不妨熟悉以上的穴道，針對症狀，施以指壓或按摩。

特別是背骨外側，左右四·五公分的地方，從髮下至腰部輕加按摩；或沿順時針方向輕按以肚臍爲中心的腹部，效果必然不錯。

施予這些穴道療法的同時，也請在早上起床或出浴時，面對鏡子做做自我暗示。暗示的語句儘可簡單明瞭，例如「我不再頹喪，我是健康的。」對著鏡子，反覆自言自語。

請務必記住，祈求健康的心是最重要的。

體驗者的報告

夫妻共同追求的健康（四十五歲）

有一首歌的歌詞說「人生下來就是赤裸裸的」，因爲人生的根本就是身體。我直到最近才體會到快樂的人生。前大概是所謂的脫力感，整天精神委靡不振。稍一喝酒便惡醉，甚至宿醉。腰酸背痛、偏頭痛……這幾年來，我的身體一直沒好過。

我從事與電視有關的職業，負責相當的責任，工作到深夜可說是家常便飯，加上應酬多。但總不能因爲身體不舒服而愁眉苦臉，臉笑心哭，「壓力」的蓄積可謂大矣……！

內人也一向身體不佳，便秘是她的煩惱。從腰到肩，就像裝進木棒似的，繃得緊緊的。肝、胃不佳，看她的樣子，連我也覺得難過。

因此，從數年前開始購置漢方藥、按摩器、自然食品、健康器……。

但過於鑽營健康之道，家中反而變成醫院的氣氛，我們夫妻都覺得我們已經老邁了。結果，家中只是增加一大堆的健康器具。

如此的我們，最近顯得健康多了，而且不靠藥品或醫生。細想之下，原因就在於寢具。

當初我想買那種床單，內人還反對說：「又要買什麼?家裡已放不下了。」以前買的器具、工具，都是我們必須親自動手去做的，但這次買的是床單，只要睡在上面就行了，不愁三分鐘的熱度。

有趣的是，當初那麼反對的內人，效果卻先顯現在她身上。使用健康床單的第二天，她從多年的便秘獲得解放，肩酸背痛好了，臉孔也煥發光彩。我大概使用一個月後，才顯出效果，打高爾夫球回家，隔天腰也不痛了……。大約三個月後，慢性的背肌痛、偏頭痛都消失得無影無蹤。

那個冬天，一個感冒也沒患，棉被也比以前少用一件，勞累不再延續到第二天，工作起來能夠全力以赴了。

夫妻倆都健康了，家中的氣氛也明朗了。

以自我暗示法獲得安眠（二十四歲）

高中畢業那一年，我從鄉下到台北，舉目無親，怕見生人，總覺得有人在注意似的，焦躁不安，連晚上也心跳激烈，睡不著覺。容易疲勞、頭疼，又苦於生理不順。

做爲對症療法，我服用鎮痛劑或精神安定劑，但藥效一過，依舊惶惶不安。有一次返鄉時，母親說：「臉色越變越壞」，因這次機會，我決心靠自己的力量做些什麼。看遍許多書之後，覺得我適合採用自我暗示法，於是試著實行看看。

晚上就寢時，我閉下雙眼，保持心靈的平靜，然後自言自語道：「我精神愉快」、「我不介意他人」。如此一來，很不可思議的，晚上睡得很好，隔天早上精神愉快地醒來。

睡得好，疲勞恢復、吃得下飯，漸漸的我對自己湧起了信心。

我對自我暗示法更有信心。現在我已不介意別人的眼睛，也較少苦於以前的症狀了。

第六章

改善體質與睡眠的效果

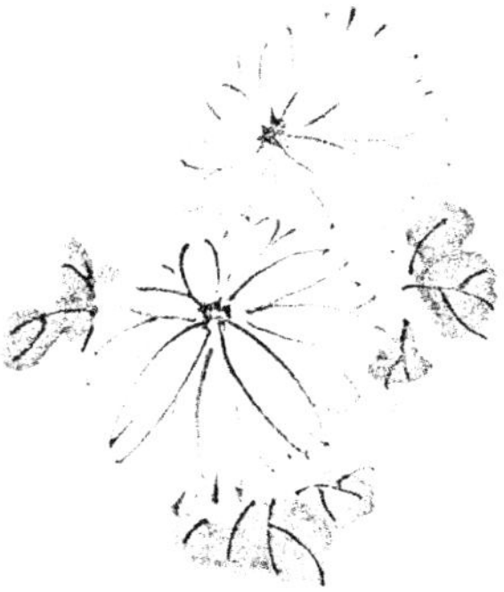

酸性體質、鹼性體質

本書一開始便談「緊張」，第五章談「自律神經失調」。真令人不禁感到因「談不上病的病」所引起的症狀何其多。以下還要談一項談不上病的病。

「體質」氾濫的時代

首先是「體質」的問題，如要定義醫學用語的「體質」，勢必涉及專門的理論，以下談談平常會話中的「體質」。

過敏體質、肥胖體質、酸性體質、鹼性體質、淋巴體質……甚至還有無氣力體質、生意人體質，「體質」一語真太氾濫了。

「沒辦法，本來就是瘦小的體質」「我是容易感冒的體質」對於自己身體的弱點，使用著類似辯解的情形也不少。

但是，如對該人的身體做醫學上的檢查，果真是「體質上的原因」嗎？倒是個疑問。除去過敏體質、淋巴體質，大多數的情形嚴密地講，與體質並無多大的關係，只是「最近身體的傾向」而已。

然而，不管是肥胖體質、容易感冒的體質……，如放任下去，便有可能成爲心理上的結，始終苦於感冒。就是說，被形容爲某某體質的狀態，大多不是健康的狀態。

多吃蔬菜、海藻、梅乾、米醋

以下談談最近引起多方重視的「酸性體質」。

它是堪與「自律神經失調」「緊張」匹敵的，引起各色各樣的症狀的血液狀態。血液如繼續傾向於酸性，將演變成「酸血症」「酸性中毒症」這種真正的疾病。

一般健康人的血液大約保持著PH（氫氣指數）七·四　七·五左右的弱鹼性。如血液中的酸性物質增加，便須動員體內預先儲備的預存鹼性，以進行中和作用。

但預存的鹼性如耗盡，而血液繼續傾向酸性的話，爲了加以中和，勢必要動員構成牙齒骨骼、內臟、血液等的鈣和鎵（Ga）。

如此一來，症狀愈形顯露。容易感冒、食慾不振、倦怠、手腳冰冷、皮膚癢、易生疔瘡、傷口難治、牙齒關節痛、便秘的傾向等身體上的症狀。此外也出現暴躁易怒、精神狀態不安、決斷力或判斷力減低、意志消沈……等感情上的、精神上的症狀。

人的身體構造原就必須消耗大量的鹼，況且現代社會的各種緊張忙碌、不規律的生活方式、煙、酒……這些也都與鹼的大量消耗相關。

因此，使酸性傾向恢復到鹼性，最重要的是食物，安排使酸性食品與鹼性食品保持平衡的食譜。

當然，不會勸告大家專吃鹼性的東西，而是奉勸各位，不要攝食過量的酸性食品。

米、麥、糖、油、肉、魚、蛋、牛奶、酒類等是酸性食品的代表。鹼性食品主要以蔬菜類或海藻為多，此外如梅乾或米醋等若干帶有酸味的東西，也有在體內變成鹼性的。

可是無論如何改善飲食問題，如晚上的睡眠不佳，亦難望有大的效果。如能快快活活的睡一覺，對於除去緊張、恢復疲勞是有極大的助益的。

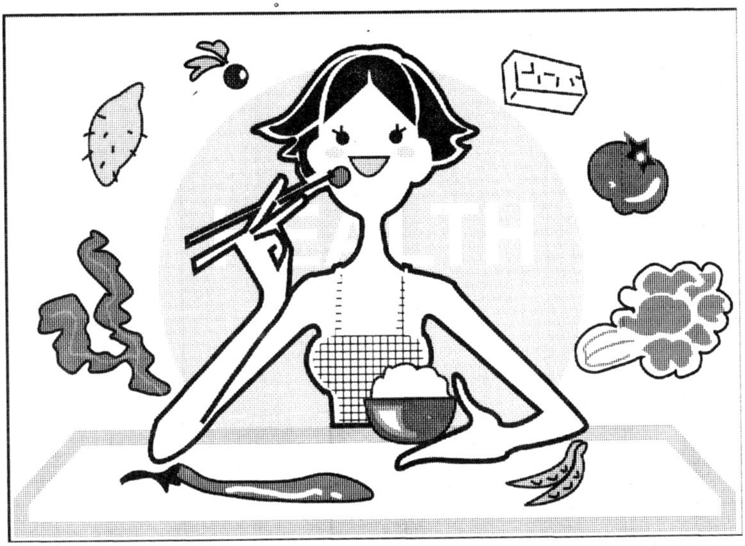

多攝取鹼性食品改善體質

這便是以睡眠這種自然的方法，使傾向酸性的血液恢復為鹼性的方法。

小孩也在增加酸性體質

酸性傾向在最近的兒童也有增加的趨勢。對於成長中的身體而言，鈣質的缺乏，動輒便成為骨骼不佳、蛀牙多的兒童，有時也會影響到頭腦。集中力減低、記憶力差、處處不如人，如係考生的話，在這激烈的升學競爭下，當然要被淘汰了。因此，為人父母的人對於小孩的健康管理，責任是非常重大的。

另一方面，酸性傾向如發生在

中年之後的成人，便促進成人病的進行。「酸性的體質」容易變成動脈硬化、心臟病。有糖尿病或心臟病傾向的人尤其需要注意。

成人也好、小孩也好、倘若嘻嘻哈哈說著「體質、體質」，而不著手去改善出現於身體上的不良傾向，到頭來情況是很嚴重的。

胖兒童、中年發福的問題、太瘦也一樣；等它引起疾病就遲了。

當我們還有時間嘻笑著說「體質」時，正是改善那「體質」的機會。奉勸各位配合各自的傾向，對應環境，及早未雨綢繆。

改善體質的第一步快食與快眠

前面談到兒童的問題，以下談一談青少年的健康問題。

兒童的肥胖或血液的酸性化等「體質」方面的問題，如放任下去，結果可能難以收拾。因爲，對於成長中的他們而言，「理想的健康狀態」是比成人更需要的。

他們除了維持現狀，繼續每天的活動（成人如此便已足夠）之外，還必須成長，構築身心的發展。

母親的任務

處於成長過程，倘若身體某部份發生毛病，其影響將及於遙遠的未來。

就拿睡眠爲例，許多母親對於小孩睡眠的觀察，只止於「睡得很熟」。至於是否真的很熟，很正確嗎？實在有必要重新做一番仔細的觀察。

話題回到「體質」的問題，改善小孩（成人也一樣）的體質，第一仍非睡眠莫屬。

與其依靠藥物，各種治療法、健康法，勿寧先從安眠做起。

睡眠是讓腦神經休息，製造令其功能活潑的精力。呼呼大睡的翌晨，睜開眼來爽快舒服、頭腦也清醒。此種狀態實際上便是腦部機能進行得順暢圓滿、無論讀書或運動，當然樣樣出人頭地。

以促進頭腦功能為目的的考生睡眠法

如此的話，身心成長所需的營養份、該學習的東西，便一一吸收了。

對兒童來講，伸直背骨睡覺的效果，益處往往在大人之上。

督促臨考的兒女讀到深夜，並爲之準備點心的母親，可說是典型的考生之母；可是勸孩子早上床，睡個好覺的母親，卻是多麼慈愛的人母……。

稍微縮短讀書的時間，以取得正確適當的睡眠，使腦與身體處於最佳狀況，其結果，即在考試成績方面，不會劣於開夜車才是。

青少年期必須有充分的健康睡眠。

這在長大進入競爭激烈的社會，必然發揮效果。睡眠產生強健的體魄、堅強的抵抗力、精力、鬥志，也能構成倔強勇敢的生活基礎。

相反的，幼年期、青年期習慣熬夜的人（即使考進一流大學），在現實社會的持久奮鬥中，可能比較缺乏耐力。

體質可以改變

小孩想睡的話，就讓他們睡個夠吧！

當然，除了飲食、運動、生活環境之外，重要的事情還有許多。以上的顧慮，如能跟睡眠保持平衡，必能獲得人生最大且最重要的財富「健康」。

此外請記住，體質或身體的習癖是可以治療的，而且必須付出治療的努力。人的偏好或生活方式是可以改變的，而且有某些情形是必須改變的。譬如偏食：

喜歡油炸的、大鹹大辣的，此種人如稍有運動不足或處於緊張狀態，必然會出現一、二項成人病。

配合年齡和身體狀態，保持營養的平衡是非常重要的。

學習習慣淡味，預防攝食過多的鹽份，久而久之自然可以適應。

例如有一種人睡眠不佳，一晚必須好幾趟一號。

某些情形只要改變睡眠方法便可治療。擁有「改變」的意志及「可以改變」的信念是比什麼都重要的。

虛弱體質的家庭療法

常見於虛弱體質的症狀有貧血和食慾不振，這些對於每天的情緒及身體狀況都有極大的影響，必須積極的加以克服。

貧血傾向的治療法

有些人早晨醒來卻賴在床上不肯起來，更嚴重的情形有頭暈目眩，想嘔吐。具有這些症狀的人，極可能是貧血。

尤其是女性，因生理或生產等喪失血液的機會多，加上保持身材，只吃低熱能的蔬菜、水果，缺乏肉類、魚類、蛋、乳製品、大豆製品等蛋白質食品，是形成貧血的一大原因。

鐵份的不足也是貧血的原因之一。平日飲食便需要多吃含鐵的食物，如菠菜、芝麻、魚乾、花椰菜、動物的肝臟。

從東方醫學的觀點來看，除了必須注意全身的體溫，睡前也請沿「脾經」做做按摩。此經絡司掌血液，能改善血液的循環，且能溫暖身體。此外，比較重要的穴點有「三陰交」及「血海」。睡前如能暖和這些穴道，加以按摩，不僅可得安眠，且能治療貧血。

克服食慾不振的方法

沒有食慾乃是胃的機能減弱、胃的運動、胃液的分泌、胃壁的緊張低下。

根據這些胃的機能減弱的原因有：①環境上的原因：如夏天暑熱等氣候的條件及噪音。②生理上的原因：如終日幽居室內，因運動不足所引起的血液循環不佳、胃腸功能降低。③精神上的、神經上的原因：如憂愁、煩惱、不安悲傷等，以女性居多。④與疾病有關的原因：如急性胃炎、慢性胃炎、胃癌、胃潰瘍，此外肝臟、內臟的毛病也引起食慾不振。

上述的原因之中，第④項與疾病有關的情形，必須接受專門醫生的診治。其他的原因，經由改善體質，便可治療。方法是：

①多走動。少坐電車或公車、儘量多用腳走路。

②按摩掌管血流的「脾經」。以臍部爲中心的腹部也時加暖和，做做順時鐘

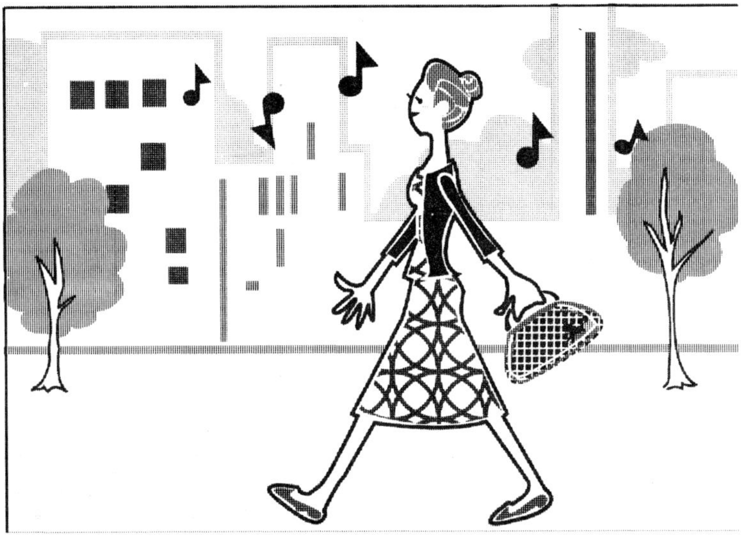

多走動，少坐車

方向的按摩。

③生活要有規律、睡眠要充足。尤其是睡眠，它能去除疲勞、休養神經、安定精神，至爲重要。

此外，使用生薑或醋做菜，也可促進食慾，這也是必須知道的。

體驗者的報告

意志對健康極為重要（五十二歲）

雖說是電力公司的技師，工作並不重，然而我卻常在工作時，頭昏眼花，甚至當場蹲坐在地上……。如此狀態，我已過了大約十年。胃腸病、低血壓、貧血……。

可是我那兩個小孩都還小，在他們未長大成人之前，我是不工作不行的，總而言之，我必須健康……。我採取的方法是全面依靠醫生。

稍微感到疲勞，便打針吃藥，精神安定劑、胃腸藥……最後甚至到了靜脈硬得注射針打不下。

大約三年前，我突然心血來潮，搬家，搬到空氣好的郊外。離開醫生多少有些惶恐，但這卻是我鍛鍊身體的開始。山丘上的居家實在太好了，有綠色、有土壤。我開始建立家庭菜園。我們吃未施人工肥的蔬菜。內人用我們家的蔬菜及外面買來的蘋果、橘子，做成新鮮的生果汁。因爲蔬菜不足、水果不足是我多年來的飲食生活的壞習慣。

有一天早上，醒來等著果汁時，妻子卻呼呼大睡，看來短時間不可能醒來的樣子。沒辦法，只得自己打果汁，飲後，便通極佳，私自慶幸不已，此後不敢一日間斷，如此經過一週……。

意外的是，妻子笑說：「總算改變一個人了。」原來他爲了讓我親自動手，每天早上假睡。

不知不覺，我已不再找醫生，也極少吃藥。另外，還有一項稱得上是我生活上的突破的是寢具的改善，這一點令我覺得非常慶幸。

我已失眠十幾年，對寢具的關心遠較一般人投入。試過許許多多床墊和墊被之後，我知道硬的墊被最適合我，而且也找到了合適的。

該寢具構造上是堅硬的筏型，且內裝離子發生設備。以前我就知道離子有益身體，但如非親自體驗，我是不輕易相信的。

妻子躺在買來的墊被上，插上電源，用鋼筆型的測試器試試看，果然亮起紅燈，證明陰離子流遍全身。

蔬菜果汁也好、種田也好，都是我事先知其效果，才付諸實行，當然有效。

最近我才發現對健康最重要的是自己的意志。

就寢前的米醋療法（二十八歲）

我想我一定是典型的虛弱體質。

瘦弱、胸悶、胃下垂、低血壓、早晨起床總是恍恍惚惚等症狀，三年前開始困擾我。找醫生又怕醫生笑，因此某些症狀找一位醫生，某些症狀另一位醫生。

「何不試吃米醋呢？」一位和藹的醫生對我說，是三年前的春天。

我對那位醫生頗有心，於是照他說的，每晚就寢前喝半酒杯的米醋。

三個月後，首先是食慾大振，人也長胖了，以前不容易入睡，現在連坐在公車裡也照睡不誤。

米醋現在是我的護身符。

第七章

寒症、更年期障礙的解決法

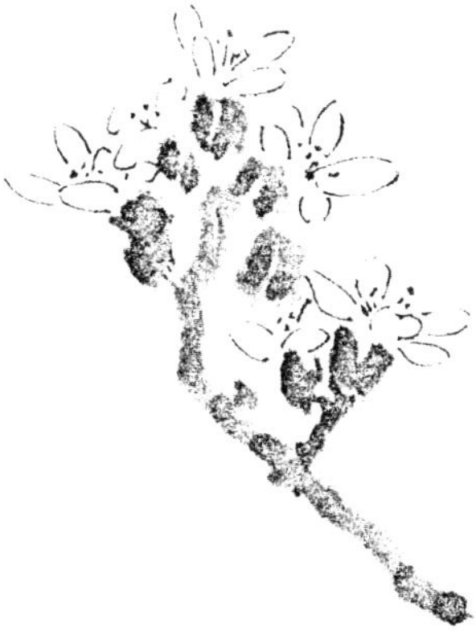

女性的煩惱，寒症的特效藥

睡眠發揮偉大的效果，任何良藥、名醫都望塵莫及。任何疾病的治療，單靠醫術是不會痊癒的，大部份得靠患者身體的自然治療能力。

而這自然治癒能力因睡眠而更形奏效，因睡眠而補足力量。

病痛男女平等麼？

任何種類的疾病，睡眠治療的一大助力，健康與睡眠關係至爲密切。

可是如認爲睡覺可治萬病，可就錯了。有些症狀是要用藥的，有些症狀就必須手術，緊急需要遠比睡眠更重要之治療的病例太多了。

因此關於睡眠和疾病（或健康）的關係，我們重做整理——睡眠是最佳的健康法。睡眠即使做爲治療法，也具有極佳的效果；但是，僅僅睡眠而能完成治療的，卻是非常罕見。對於某症狀的許多不同治療之中，睡眠所擁有的重要性因情況而有不同。

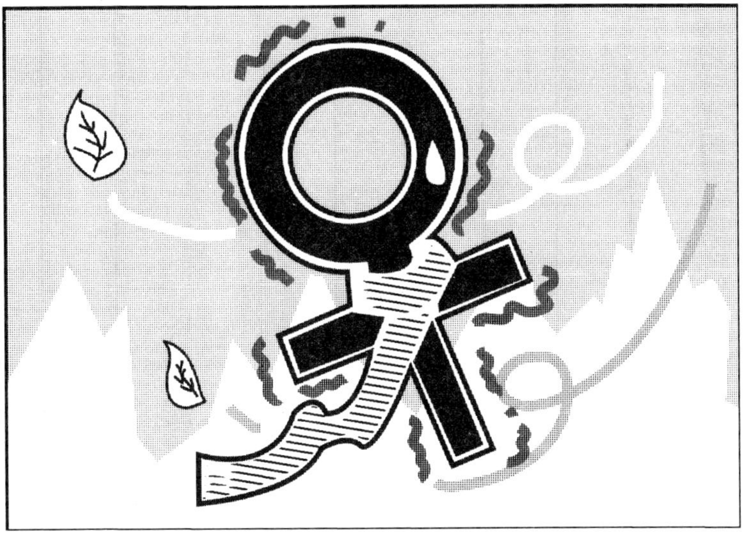

寒症以女性居多

正因如此，才關注睡眠容易奏效的疾病、無特效藥的疾病，診斷上容易曖昧模糊的「半健康狀態」。以此意義而言，自律神經失調症可說是典型的。

本書從開頭到現在，一直以男女平等地探討一般人體。但以下就針對女性獨有的症狀，談談與睡眠有關係的。

所謂男女平等，那是社會生活的規則，但在身體構造和功能上，男女卻是不同的。

女性特有的，或男性特有的作用或症狀，爲數不少。

以目前的社會現狀，男性容易

擁有較多的壓力，而女性則有頗多起因於其生理特徵的症狀。

最代表性的是寒症。男性雖也有寒症，但，仍以女性居壓倒性多數。其理由是，女性的性器構造遠比男性複雜，所受刺激的種類及刺激的程度也大得多。月經、性交、妊娠、分娩等內性器完成的「工作」多，其時加諸子宮及其周圍或腹膜的刺激也非常大。

人類十分之八是寒症

寒症，顧名思義，乃是身體的一部份特別寒冷。更年期的女性半數以上是寒症。也有更年期以前的女性苦於寒症，如再加上輕症的，數目更多。因此，「人類十之八九是寒症」的說法是可信的。

寒冷的部份以腰部、手腳最多，也伴隨著動悸、頭痛、頭昏、腰痛等症狀。據說也有不少發生「腹腔內循環障礙」的症狀。

這是由於手腳等的血液循環不佳，所餘的血液集中在內臟，特別是肝臟、腎臟、腹膜等血管發達的部份，停滯大量的血液。

此外，也有發生子宮或卵巢充血、骨盤淤血之類的異常，或在頻尿之類的尿

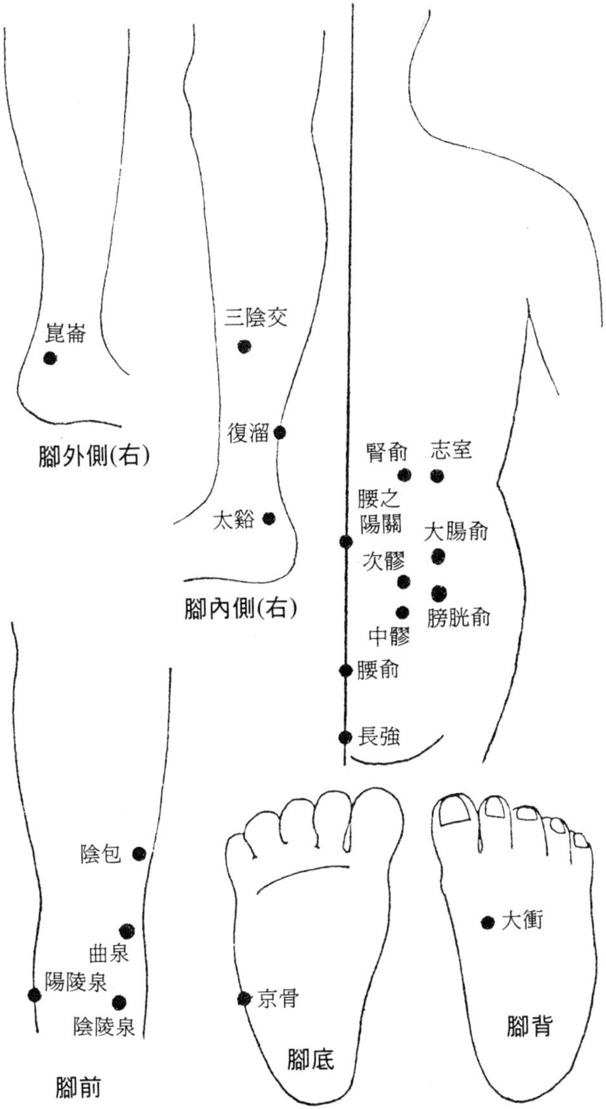
崑崙
腳外側(右)
三陰交
復溜
太谿
腳內側(右)
腎俞
志室
腰之陽關
大腸俞
次髎
膀胱俞
中髎
腰俞
長強
陰包
曲泉
陽陵泉
陰陵泉
腳前
京骨
腳底
大衝
腳背

寒症的穴道

中發現變化。

至於寒症的治療，很遺憾的現階段尚無特效藥或治療上的王牌。洗熱水澡或加以溫暖，保持平靜勉強算是治療方法。

雖說平靜重要，但並非天天躺著不動。或許您不相信，睡眠正常，安定自律神經乃是治療的捷徑。寒症的原因極可能是自律神經失調，至少關係是很深的。

東方醫學的療法

西醫束手無策的寒症，反而漢方或針灸較有效。

「血之道」方面的疾病，自古便用著中將湯或實母散，這也是漢方藥的應用。

至於能以指壓或針灸奏效的穴道，以背骨爲中心的腎俞、志室、大腸俞、膀胱俞、腰俞、腰關、次髎、中髎、長強等。

腳有陽陵泉、陰陵泉、曲泉、陰包、三陰交、復溜、大衝、太谿、崑崙、京骨等。

不僅寒症，就是自律神經失調，穴道療法往往能帶來非常良好的效果。

至於按摩膀胱經、腎經、肝經、脾經等經絡，也能有益於寒症的治療。

更年期與女性喪失無關

以自律神經失調爲主要原因所發生的女性特有的疾病，其他還有許多。更年期障礙也是其中之一，此中精神方面的因素也極大，症狀的發生也分成許多方式。除了類似寒症的症狀之外，苦於便秘、噁心、關節痛、耳鳴、發汗、全身疲勞的人似乎也不少，這些都是自律神經失調症狀，嚴重時，不僅本人，連醫生都可能誤診爲其他病。更年期障礙決不會致命，但也有非常嚴重的情形，況且女人的身體構造複雜，極爲困擾。

人生不單是性

女性的疾病很多是精神上的因素與性的因素交雜形成的；如取去卵巢或子宮之後引起的「去勢後自失症」、「月經前緊張症」、分娩後、流產後的「自律神經失調」等。當然也有與心理上的要因無甚關係的，如「機能性月經困難症」、「頭暈」等，但如果說跟心理完全無關，倒未必正確。

因子宮肌腫、卵巢囊腫等原因而去除子宮、卵巢的女性、月經閉止的女性，其「女性喪失感」格外強烈，月經閉止依然是「女人」，性感依然存在，然而不少女性卻因精神上的打擊，驟然覺得老邁了。況且取去兩邊的卵巢，更覺不是女人，喪失了做人的存在價值。

對人來講，性的確是偉大的歡悅之源，但是，人生的唯一目的只是做夢嗎？沒有性的人生便無意義嗎？……當然，除了性愛之外，人生的樂趣還有無限多。特別是過了更年期的年齡，往往正是享福的時候。

遠比男性複雜

與這些精神治療並進的，還必須謀求自律神經之安定的治療。因此，請各位再度體認睡眠的重要性及賀爾蒙劑之使用與維他命的有效性。

最主要的根本是女性不同於男性，身體具有明顯的生理周期。影響之下，自律神經、體溫、血液、新陳代謝等也都有周期性的變動。女性之所以較男性多自律神經失調，原因便在此。

交感神經及副交感神經的活躍因性周期而變得活潑——就是說，在女性的體

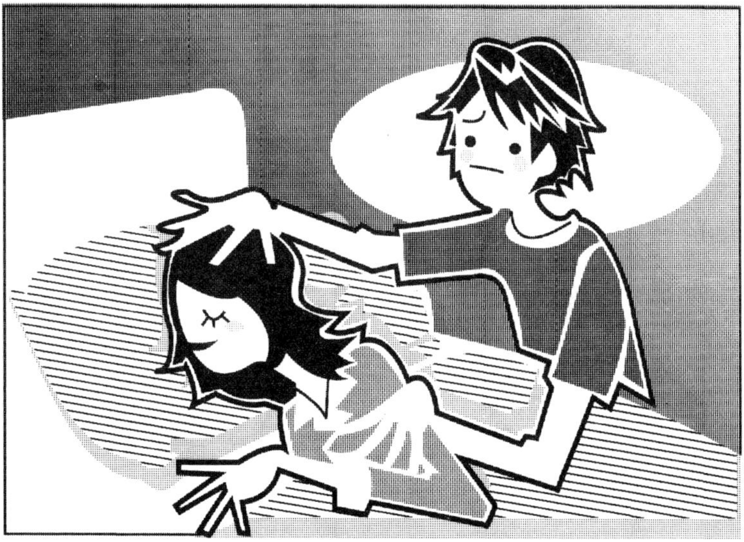

夫妻之間的協助很重要

內，自律神經的「工作」遠較男性複雜。

請各位明察此原理，該安慰自己身體時安慰，該叱責自己身體時便叱責、振作。

女性的冷感症之中，自律神經失調是原因之一，相同的，男性的不舉與早泄也跟自律神經的失調有極大的關係。

牽著手睡覺也是個方法

男人不能完全勃起，完全不勃起，勃起狀況不持久，無法射精等。原因除了因事故傷及骨盤及末梢神經之外，大多是賀爾蒙不足或心理的因素。

最多的是心因性，因此大部份只要有太太的愛情協助便可不藥而癒。

至於早泄，當不安或緊張過於強烈時，交感神經處於興奮狀態，支配勃起的副交感神經的作用被壓抑下來。——此種症狀，放鬆精神的有意識努力較服用精神安定劑有效。

至於女性的冷感症，對性交嫌惡，單靠女性一方的力量也是難癒的。總而言之，男女間的各種問題，依然只有男女雙方互相協助、瞭解，逐步加以克服。這也可說是美麗的愛情。

有一對夫妻爲了醫治先生的毛病，買了一張健康床，效果極佳，據說那位先生如此說道：

——內人也苦於更年期障礙，我們每晚都牽著手睡覺。我心裡想，進入我身體的陰離子也經由手傳進內人體內，果然效果非常良好。

可笑嗎？一點也不。牽著手睡覺，重要的不在於陰離子發揮多少功用，倒是愛情顯得可貴。

性方面的障礙，只要有此種態度，始能加以克服。願您能牢記。

寒症、更年期障礙的症狀及治療法

更年期障礙必須接受醫療的人，大約二十～四五％，其他的雖稍感有礙，大抵能無事渡過。至於一般上而言，閑靜的婦女發生障礙的比率小，神經質的婦女比率大。但各人的體質、精神上的因素及生活環境等也有影響，差異頗大。

其實更年期障礙是一種包含多種症狀的「症候群」。因此，往往有二種以上的症狀一起出現。以下列舉較具代表性的，並談談家庭療法。

1 發燒與寒症

頸部與臉部變熱的發燒是更年期常見的症狀。有時持續一分鐘以上，也有人一天重複二、三次。也有頭部的熱感與手掌的熱感同時來的。

對此種症狀有效的療法有按摩心包經的「郄門」，心經的「神門」，膽經的「風池」、膀胱經的「腎俞」等穴道，倘若對穴道不十分清楚，在其周圍細加搓揉亦可。至於在腎經的「湧泉」貼敷磁畫釘睡覺也有效，以直徑在一公分以下爲佳，太大了會催嘔。

寒症，非更年期，女性亦多見下半身的冷感。而更年期的特徵則是上半身的「熱感」與下半身的「冷感」一起來。

此種「一熱一冷」被認爲起因於血管運動神經的障礙。也就是說，全身的血管都在自律神經的支配下，因應環境的變化，而使體表面的血管或收縮或擴張，以調節體溫而進入了更年期，間腦的自律神經中樞一有混亂，便引起調節血管的神經失調，於是發生「一冷一熱」的現象。

針對冷的療法，按摩冷的部份有效。特別冷的部份有膝蓋、足踝、腳趾等，故使用橄欖油的油按摩、使用鹽的鹽按摩頗有效。跟冷有關的穴道是：腎俞、大赫、足三里、太衝、湧泉，腳部的「臨泣」、「太谿」、「崑崙」等。

在這些穴道貼敷銀粒，用吹風機加以溫暖，使銀粒轉熱，可有針灸的效果。大蒜灸也不錯。

2 頭痛與頭重

此症狀似較少見於發燒，但也是更年期障礙的一大症狀。至於偏頭痛，太陽

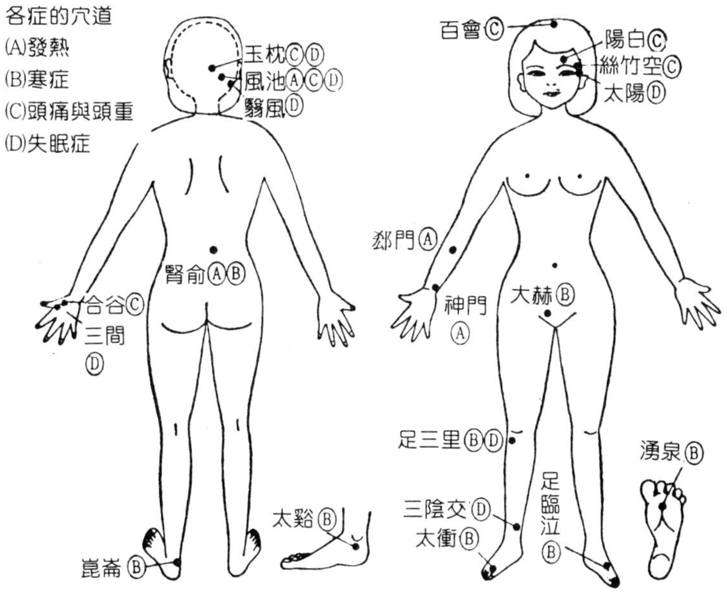

更年期障礙的穴道

穴一帶隱隱作痛，或因頭痛而目眩、或想吐，倒不在少數。

至於原因，有說「進了更年期，下垂體的活動一時大為活潑，以致壓迫太陽穴，胃或眼睛，所引起的。」也有說「血管神經的收縮和擴張進行不佳」。

不管如何，對此種頭痛、頭重有效的穴道有「百會」「陽白」「太陽」「風池」「玉枕」「絲竹空」，對這些穴道加以搓壓或按摩。至於暫時使其鎮定症狀的方法，可用浮著冰塊的冷水洗臉、洗髮。

3 失眠症

失眠是起於腦部睡眠中樞的興奮，這也可說是血液循環的障礙。穴道有「三間」、「玉枕」、「風池」、「翳風」、「足三里」、「三陰交」等。對這些穴道善加暖和按摩，或施以前述的銀粒，效果可能不錯。

更年期的其他症狀還有心悸、手腳麻痺、皮膚癢、肩痛、目眩、耳鳴、健忘症、過勞倦怠感、關節痛、血壓不定、肥胖、食慾不振等。

不管是寒症或更年期障礙，其原因都在於自律神經失調。也就是說，該人的的心情可使症狀每況愈下。

漢方方面，氣分的「氣」是大氣的「氣」，指的是心情狀況。而「病氣」則是「氣」與「血」的不平衡所引起的；就是說，沮喪、委靡使血流停滯，而血流不佳又使人沮喪委靡，相互影響，如此一再惡循環。因此，不管是寒症或更年期障礙，懂得治療方法之後，心情開朗，愉愉快快地過日子是非常重要的。尤其務必記得爲了使「氣」與「血」保持平衡，睡眠是非常重要的。

第八章
克服腰痛的方法

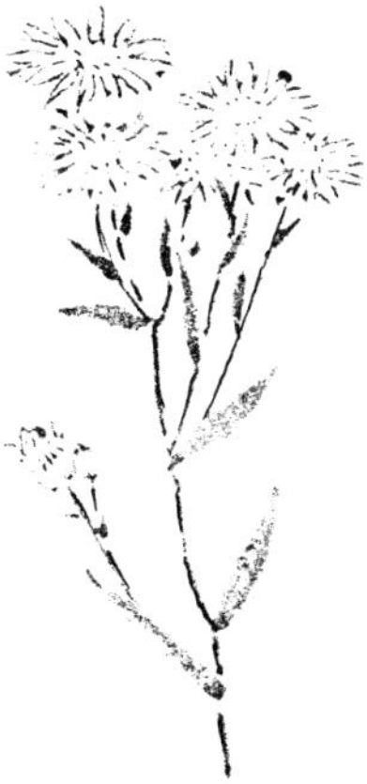

腰是支撐生命的點

在脊髓那一章，已經詳細談過挺直背骨的重要性，但是，以下還想再度討論此問題。

因爲許多人苦於足腰之痛，導致睡不著覺的地步，而我認爲其有效的治療之中，矯正脊髓的歪曲是最重要的。

原因最睡眠不足與姿勢不佳

腰痛的原因很多。緊張、寒症、自律神經失調等是主要原因，其他也有神經痛、關節炎等顯然是獨立的「病」。另外，僅僅是心理因素，也會引起無法步行的腰痛。

腰痛目前或許稱得上是現代病之一。

不僅中、老年人，最近苦於腰痛的年輕人也在激增中。

根據航空公會的調查，訴苦腰痛的空中小姐多達七十～八十％，公會將之視

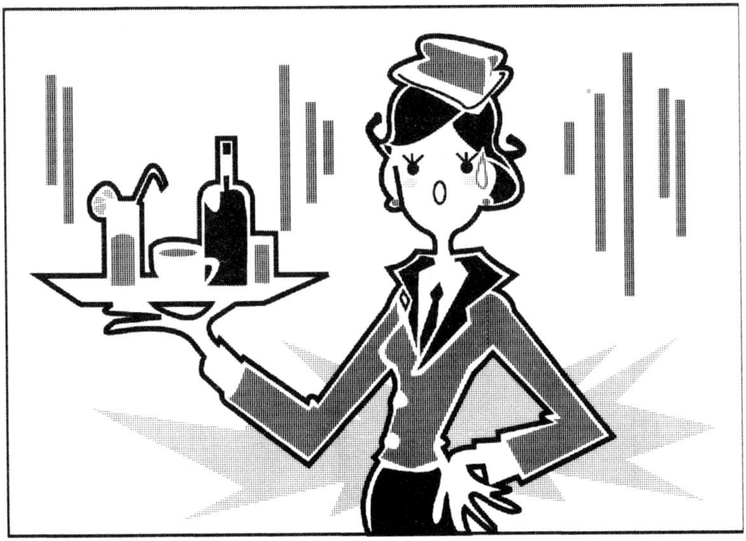

空中小姐患腰痛的比率很高

爲職業病，要求公司承認，而日航則宣稱「今後甄選空中小姐時，身體檢查的項目將加上腰部的x光攝影。」以應對策。

記者在那則新聞報導冠上半開玩笑的標題：「今後不再有柳腰的空姐?!」

但其內容是深刻的。因爲在機內採取不良的姿勢和動作而引起腰痛，訴苦腰痛的九四五人之中，大約五百人邊受針灸、按摩等治療，邊在上班……。重症者連睡覺時也痛，而擔心「不會生孩子」的空姐也爲數不少。

問題在於她們的工作內容。在

搖晃的機艙運送餐點及做各種服務的空中小姐，不管腳步多麼輕盈、表情是多麼愉快，動輒便會閃到腰。那種工作實際上並不輕鬆。

此外像國際航線，常常深夜飛行，不僅睡眠不足，無法遵循正常有規律的生活，晚上睡覺、白天工作。

相同的問題，護士也有。由於夜班多，以腰痛爲首的自律神經失調症狀頗爲明顯。

蒙頭大睡的王貞治

反過來看，這也可說是熬夜或睡眠不足助長腰痛的例證之一。王貞治還是職棒選手時，在前一球季，一度苦於嚴重的腰痛，最後他毅然決然休息幾天，復歸戰列的他，精神好得判若兩人……。當時他表示：

「只是蒙頭大睡而已。」

他實行的是以基本、自然爲主的民間療法，而最有效是什麼都不想，不顧一切地睡。

誠然，睡眠是最佳的靜養。不！王貞治的情形，睡眠甚至具有相同於練習的意味。

言歸正題，「腰」乃是人體之中最重要的部份，「月」邊表示身體，要是重要的「要」，就是說身體最重要的部份是腰部。

更年期障礙、寒症及其他許多症狀，先呈現出腰的冷感或腰痛的例子，真是多得不勝枚舉。

挺直腰桿

我們沒有時間列舉腰發揮何等重要的功能，只能舉舉例子，如觀賞歌舞或傳統舞蹈時，內行人批評某人時，總是說：「那人好像沒長腰似的。」不管什麼舞蹈，腰都是決定一切的。腰挺得直乃是美的條件。

柔道、劍道、空手道、跆拳道等，也以鍛鍊腰部爲基本。高爾夫球、網球、馬術、溜冰……腰桿挺不直，是不會有好成績的。挺直背肌、腰桿、穩若泰山的架勢，外觀好看，技術也優秀。

芭蕾舞姿，時裝模特兒的步伐，腰部前伸的姿勢優雅美麗。

這些出類拔萃的武術家、舞蹈家、頗多高齡者，決非偶然……甚至有攝人的魄力。我想這大概是他們長年腰部用力，訓練得來的結果。

是的，姿勢不佳、傷及腰部固然不好，不用腰力也有害。

現代人去練習芭蕾舞，我非常贊成。用腦過多的人，腳腰的腳的訓練非常重要。多走路、多用腰，有極大的防止老化的效果。不僅身體的老化，頭腦的老化也是。矯正脊骨可增加頭腦的靈敏及感覺的敏銳，乃是理所當然。

說不定有人會說：我不想學劍道或芭蕾舞。可是，何不在睡覺時試試矯正脊骨的方法呢？只要更換墊被，毫不費力的此方法，比起各種運動或健康法，將給您帶來效驗。

倘若您想來日能老當益壯，您應嚐試這睡眠健康法。

為何腰痛？

腰部大約在身體的中央，上支撐胸椎、頸椎、頭腦。下從大腿，與二條腿相連；而這二條腿也以支撐腰，而撐著全身。

腰痛的原因有：椎間板脫腸之類的脊椎毛病、坐骨神經痛之類的神經系統方面的，腰部肌肉的異常或炎症、內臟的疾患等原因。甚至有些人因精神方面的因素而腰痛的。如再加上打撲、捻挫等外傷，實在複雜得無法一概歸之腰痛。

容易罹患椎間板脫腸的，以男性居多，反過來，因內在因素引起腰痛的則以女生居多。女性因骨盤內的充血或炎症等引起腰痛，居壓倒性多數；產後頗多發生腰痛。

腰也好、腳也好，緊張並不構成痛的原因。反而放鬆才生痛。

譬如開車；坐車的人反而比開車的人更覺疲勞、酸痛。

此外，一到中年，也有因腹部脂肪多，或因腹部的肌張力變弱，以致引起腰痛。

驅除腰痛的秘法

前面說過，腰痛的原因有許多。因此，首先必須由醫生確定腰痛的原因。如係無需專門治療的腰痛，請在「自己的身體由自己來保護」的信念下，試試按摩或穴道療法。

吸著療法

按摩療法行於膀胱、督經、胃經、脾經、肝經。穴道療法則以腎俞、志室爲中心，加以指壓。

此外，濕溫布、溫石療法、灸、吸著療法等都可試試。吸著療法可能您還覺得生疏，然而它是人人可做的簡單治療法，何不也試試看呢?請準備一枚十圓硬幣或伍圓硬幣。

用四等分的透明紙（tisue parper）包裹硬幣（就像給小孩子糖果或包塞錢時一般包起來），人採取俯臥的姿勢，將之左右對象地放置於前述的腎俞、志室穴

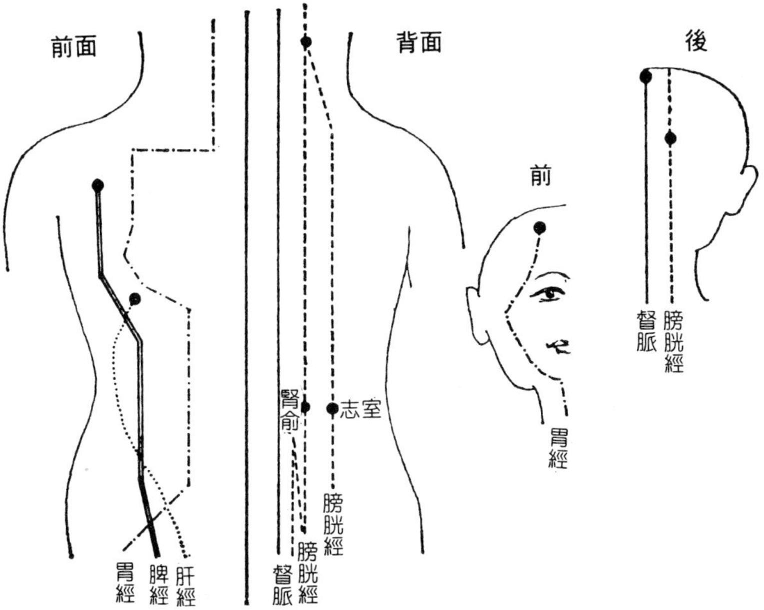

腰痛的穴道與經絡

位。

　接著用火柴點燃透明紙。數著「1、2」，用硬質的玻璃杯覆蓋住。

　左右各一個玻璃杯。如用加有少許薄荷的橄欖油塗抹腰部皮膚，便能很輕易地移動吸著的玻璃杯。

　一處讓它吸著的時間，大約一分半至二分鐘。太長的話，會留下黑痣一般的充血。此種黑痣大約二、三天自然會消天，倒用不著擔心。

　背骨的矯正法也是治療腰痛的智慧之一。專門的尚有脊椎指壓法。

自然而然的……躺著睡覺的床鋪療法也不錯。

再見！綿綿的床墊

說不定有人會這麼想，「腰酸背痛，還睡在硬床上……」，但是倘若您把現在使用的軟綿綿的寢具換上硬的，不用高級的彈簧床，而薄墊被直接鋪在硬床上，您會有意想不到的良好效果。

最初或許不習慣，但短時間後，必然覺得格外好睡，或背部舒服等好結果。

如您能持續一個星期，或許您的背部或腰部將開始出現若干良好的效驗。

「我的腰已經苦了這許多年了，脊骨必已彎曲固定了，從何矯正……」可能有人這麼想。

但人的身體是非常「向上」的。

我們的身體機能之一是永遠不喪失希望，一有機會便要回到正常。

只要給予回到正常的機會——譬如伸直背肌睡覺，我們的身體便要大感驚喜，開始從事回到正常的努力。

適當、有通氣性的寢具

至少腰痛也有若干的緩和，睡眠將加深，晨起精神好，食慾增進……等連鎖的好反應。自律神經失調症等疾病則相反，一種症狀引來另一種症狀，一再地惡循環。我們應設法斬斷此種惡循環。

當初腰痛的人，不久腳也出毛病。長久的放任，精神狀態也惡化，又長褥瘡……每況愈下。關於褥瘡，多年來一直是困擾病人、醫師、護士的問題。

那是由於病人長久躺在通氣不佳的床墊，當然濕氣匯集、雜菌繁殖。普通，人一晚出的汗大約等於一個牛奶瓶。柔軟的寢具如因汗水而與肌膚密著，當然妨礙發汗作用及皮膚呼吸。如此一來，安眠也受阻。對腰痛的人，其理想的床應該是：

①過度的硬度承受全身的重量，身體的某部份不致下沈，容易翻身。
②與肌膚相接的床面未與身體密著，保持適當的空間，以容空氣的流通。
③有通氣孔，以便發散聚集於榻榻米（床）與寢具之間的濕氣。

與背骨和腰互相支撐的腳

與背骨、腰互相支持的是腳。以下我們談談腳。

好好愛惜腳

根據美國的林・洛特博士表示，一般的職業男子，腳平均每天支撐體重走了十二公里的路，相當於用鐵槌敲打一千公噸以上。而家事忙碌的主婦，每天大約走了十五公里，相當於一千五百公噸以上的壓力。

由此可知，您的腳有多麼重要了。

腳的工作既然這麼繁重，偶而發發牢騷，倒也理所當然。

提重物時，人總是頻頻更換姿勢。一個姿勢持續太久的話，便會引起腳痛、背痛、或頭痛，同樣的道理，長年不加慰勞地用著腳，病狀也會連鎖至身體的其他部份，蔓延開去。

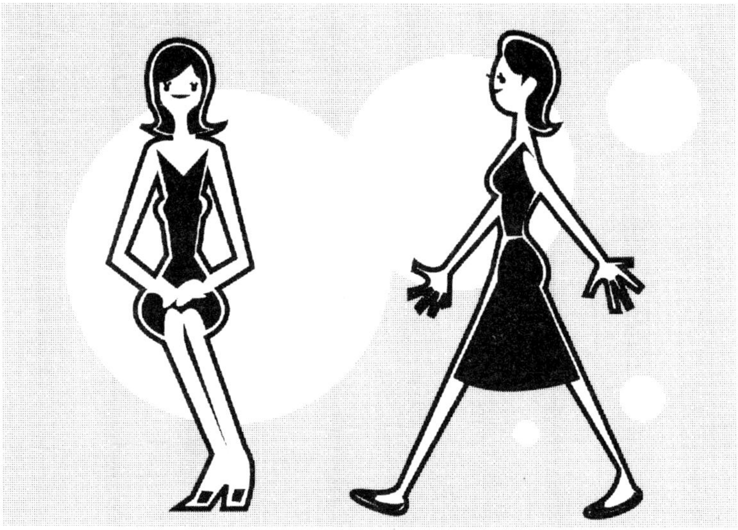

不管坐或走路保持端正的姿勢

腳由多得令人吃驚的部份所構成，全身骨頭的四分之一在腳。

一條腿有二十六根骨頭，由三十三個關節巧妙組合，以韌帶連接起來。最大的是七根足根骨之一，叫「踵骨」。踵骨與其前方擴張成弓形的六根足根骨一起頂住大地；這些骨頭與五根長長的中足骨相連，中足骨的頭部構成大拇指根部的鼓脹。

踵骨與中足骨的頭部擔任支撐體重的任務。

五根腳趾具有使身體浮升的「發射台」功能。

走路時，先把體重放在腳踵，

踏於地面，再沿腳的外側，快速地移至大拇趾根部的鼓脹，再經中足骨的頭部，灌注於第一中足骨，接著由大拇趾來支撐，然後才移動身體。

從上您必已看出腳的功用之大。

如何矯正腳、腰、背骨

九十九%的腳出生時無缺陷，八%一年後，五歲時四一%，二十歲時八十%發現毛病，以上是紐約的腳科學協會發表的數字。

但腳是無法單獨行動的。腳由腰支撐，而腰也由腳所支撐，腳與腰都跟背骨緊密相連。

這三者如有一方發生毛病，便相互影響，症狀徐徐惡化下去，可說理所當然。

如此說來，如欲使腳、腰、背骨更趨健全，應如何是好？

那就永遠保持端正姿勢。從腰部起，挺直背部，不管坐或走路，這都是基本。醒著的時候，只要有心，這是任何人都做得到的。

但是，此中卻有個陷阱，那就是睡覺時。

前面說過，人有三分之一的時間在睡覺，這段時間怎麼辦？

答案很簡單，睡正確的床或床墊，如此而已。

以前關於寢具的常識，柔軟是最優先的，這在醫學上是一大盲點。軟綿綿的床或墊被使身體較重的部份下陷。

最重的腰、肩等部分下陷，腳則上浮。如此的話，無論白天怎麼努力保持端正的姿勢，經過這麼一個夜晚，便都付之流水了。

解決此問題的是硬寢具。想必大家已知道，休息時硬的寢具使背骨、腰、腳三者在相同的平面上保持平靜。

它之所以能完成軟綿綿的寢具所無法做到的恢復疲勞，理由便在此。

人在睡眠時，或翻身，或挪移，這是爲了尋求更深的休息。

如睡在硬床上，因「翻身」這一睡眠中的無意識運動，腳腰便恢復到生理的狀態。

脊椎指壓療法，在進行腰或背骨的矯正時，必定先把腳、腰、背骨置於同一平面，再加以施術。因爲比起柔軟的床，硬的、平坦的床較易矯正。

一再向各位推薦硬床、硬墊被，從上例，您必更明白。

體驗者的報告

脫離褥瘡之苦

我因車禍導致下半身不遂，已過了六年的輪椅生活，我是個單身漢，生活上更形不便。除了委託一週來一次的志工買東西或掃除之外，剩下的六天都封閉在隔絕的室內。

我以此種病患的立場，寫寫關於墊被的經驗。我現在已有極恰當的墊被，能一覺到天亮，少有被尿意催醒。因此，腳與腰之痛也減輕，甚至最近已開始練習走路。

這些暫且不談，睡覺時我總在床墊上再加一層墊被。像我這種病人，墊被是很傷腦筋的。

最困擾的，是墊被濕了。即使在夏天，冷得有如日蔭下的水泥地。要弄乾墊被，只有等待志工到來。尤其，長久睡在濕墊被上，便長褥瘡。那種又痛又癢的苦頭，只有過來人才知曉，我甚至發過狠，只要能解決褥瘡，再昂貴都要買。

我因為腰部冷，一晚總要上幾趟廁所，從軟綿綿的床上，以我不便的身體要起床，實在須費上一番苦勁。翻身也一樣，整個身子陷在軟綿綿的墊被上，真是欲哭無淚。

睡久了，墊被下凹，就像彎著腰睡覺似的。不僅不能恢復疲勞，背部的痛楚反而加重。因此，我認爲好床是經得起睡、腰部不會下陷、具有防止褥瘡的通氣性。我現在使用的墊被完全符合以上的條件。我認爲墊被選擇能有益於像我這種病人。

穴道的針灸治癒產後的腰痛

我開始腰痛是去年二月，生下三男時。

原以爲原因是寒冷及疲勞，到了春天可痊癒。但到了五月，連在廚房做事也會作痛。

心想明天去看醫生，但一連拖了十幾個明天，就在這時，我先生買了一本『病理足穴按摩法』回來。

翻閱之下，立即知道治腰痛的穴道有三焦俞、關元俞、小腸俞、委中等，但稍感不便的是必須採取痛的姿勢放灸。我請我先生幫忙。

我趴在床上，採取腰痛的姿勢，我先生捧著書，邊用手指按著我臀部一帶，嘻笑著說大概這裡吧，一想到痛的滋味及剛出生的小孩，只有忍耐。

最近，我先生用原子筆做記號，頗爲麻煩，但二、三天過後，他似乎已開竅了，不待我提醒，一到晚上十點，便說點穴的時間到了。

一個月後，疼痛與日俱減，心想當初要是沒看那本書，真不知要變成怎樣。

第九章

再見！便秘的苦惱

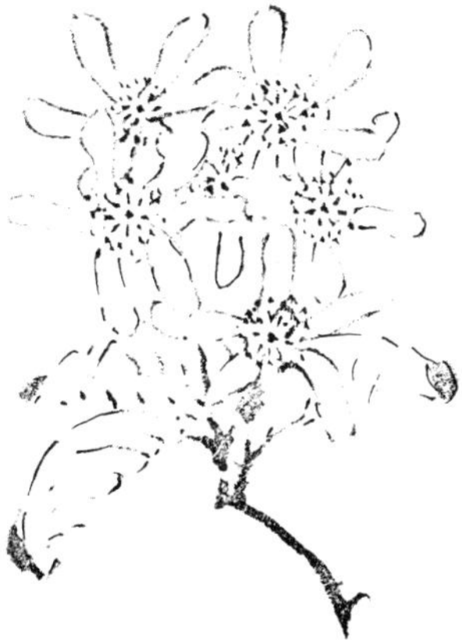

半健康人最大的苦惱──便秘

「半健康人」除了身體上的苦惱之外，還有一項苦惱。醫師無法充分考慮到他，周圍的人也不甚同情他……因此他被迫採取克服身體狀況的孤獨之戰。

孤獨的困擾

此種孤獨的苦惱就是便秘。戰場是那獨處的密室「盥洗室」，而基於東方人的教養風度，底下不通是開口不得的，故便秘是找不到「同病相憐」的對象。苦於便秘的人非常多，但其對策資訊卻非常有限，因此，便秘患者之苦愈深……。

醫學之所以尚未公開便秘的重大對策，原因是尚未解開根本的治療法。現代醫學除了浣腸、下劑兩項對症療法之外，並無去除便秘之因的良策。譬如便秘的女性幾乎必然長面皰、皮膚粗，而其原因尚未清楚，有說法認為是，由於皮膚吸收了便秘的毒素，而另一項說法則主張血液循環的不佳，認為有

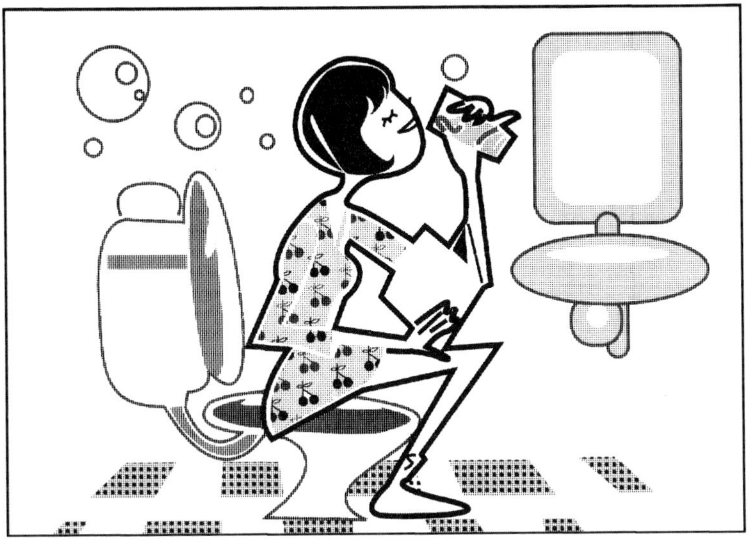

自己治好便秘

害物質由腸子流進肝臟，削弱肝臟機能。

雖說醫學界找不出原因，難道您就必須苦一輩子？請不必沮喪。（不！已知便秘引起頭痛、不安、暴躁易怒……）

自己治好

不單是便秘，任何疾病，想自己治好的心理是非常重要的。即使不全面依賴醫學，治療方法還是很多的。況且人的身體具有自行痊癒的力量。倘若愁眉苦臉，便秘呀！便秘，症狀愈形加重，應該出來的也變得不出來了。

便秘分成若干類型，因精神緊張，心理的壓力所引起的便秘頗多。其中也有明明便通而自以為便秘的精神分裂。

有句話說「氣之病」，這幾乎用於所有疾病。連細菌所感染的不可抗力的疾病也包括在內。

最容易生病的人是有懶惰習癖或精神鬆懈的人，過於遊手好閒的人，接二連三地製造出疾病，到了症狀嚴重，自己痛苦不堪，細加觀察，其實只是「趣味疾病」。人只要想健康，稍具抵抗力，此種症狀必可立刻消除。最重要的是過規律的生活，沒有閒暇生病是最充實人生目的的。

便秘是便及氣體留在腸中未排泄的狀態。擱置越長，水份越被吸收，越硬，腹部的重壓感及其他各種痛苦——如肩痛、頭痛、目眩、面皰、思考力減退、暴躁不安等。

有時長痔瘡、脫肛，加重腰痛或神經痛。

何謂便秘

便秘的原因有許多，有腸子太長或太粗等異常的情形，也有因腸子及其附近的疾病。最多是所謂的「習慣性便秘」，廣義地說，其原因是自律神經失調。

其間的過程因人而異，運動不足或肥胖、忙碌而有忍便的習慣，女性產後腹壁壓減退等引起便秘。

常有人問：「多少天無便，才算便秘？」這無法一概作答的問題，我認為因人的飲食習慣及體質而有個人差異。

定時的便通，只要舒暢，二天一次無妨。每天上一趟的看法已經陳舊。欲出而不出，只出少許尚有殘餘腹中之感，這也可說是便秘。

一般而言，譬如現在吃東西，食物通過胃須四～六小時，而通過約九公尺的消化管，須時一天半至二天。也就是說，週一的早餐日以繼夜通過小腸，週二早上以液狀到達大腸，週三早上排泄。

但人一天有三餐，食物按著消化的難易排泄出去。每天一次排便是最常見的類型，但無須特別拘泥，因為我們並非每天在相同的時間吃相同食物的家畜。

瀉劑的使用是萬病之源

醫生認為瀉劑儘可能不用；當然，浣腸等緊急情形另當別論。浣腸有習慣化之虞，而喜歡上它的人真是不佳的興趣。

腸子吃不消

以下詳細談談，為何主張儘可能避免使用瀉劑。

瀉劑之類的刺激對小腸壁而言，是一種急速的推進運動，營養物只有一部份透過其粘膜，被吸收。它妨礙血液與腸子的內容物之間正常的氣體交換。

此種情形，服下瀉劑之後，便發生腹痛、腹部鼓脹等症狀。神經與腸管之間有著密切的關係，故有時發生情緒不佳、頭痛、噁心等。

但常用瀉劑的人卻認為原因不在瀉劑，而是堆積於腸內的老廢物，他們甚至期待些堆積於腸內的氣體和腐敗物快快排泄，以帶來爽快的情緒。

服用瀉劑之後的此種不快的症狀，原因不在於腸內的堆積物，而是瀉劑刺激的結果。

引起其他疾病的原因

瀉劑之害不僅此種不快感，它甚至成爲引發他疾病的原因。

前面說過食物從消化、吸收，及至排泄，須時整整二天，而服下瀉劑，結果變成怎樣呢？譬如週一晚上使用瀉劑，週二早上奏效，那麼，週二早上所吃的食物並未充分消化，就被排泄掉了。

慣用瀉劑的人基於每天應有一次通便的陳舊想法，因上次使用瀉劑，腸管內幾無剩物，故無便通，但爲了想排便，於是再用瀉劑。這就像原已無東西可吐，但卻把手指伸進喉嚨，刺激粘膜；結果，直接刺激腸壁的粘膜，徒然留下創傷。

大腸的粘膜乃血液的流道與大腸內容物之間的保護膜，因此之故，倘若慣用瀉劑的話，粘膜將死傷，甚至肥厚，表面的細胞失去了彼此的連續性，透過這不健全的粘膜，腐敗或發酵物質便流進血液中，於是引起其他各種疾病。

「便秘是萬病之源」，而瀉劑的慣用更加以助長。

效果絕佳的家常療法

治療便秘，儘可能採用自然的方法，耐心持久下去，方爲賢明之策。快便的條件，首重飲食、運動、睡眠，也須避免身心的過勞、精神的緊張。

「只要能如此，便不會便秘！」可能有許多人會這麼說。可是若得了便秘的話，先不要想得太嚴重。

「總會出來的」此種悠哉悠哉的心理，也是堂堂的治療法之一。

治療便秘的食物療法

首先，主食不管是米飯或麵包都無所謂。重要的是多吃蔬菜、水果。尤其纖維多的蔬菜及氣體多的甘藷、芋頭等，海藻類也不錯。

油炸食物等脂肪多的食物，能促進腸子的運動。酒類以啤酒最佳。

此外，日常的小療法也能解決便秘。

例如，養成每天早上吃一粒梅乾，也頗有助益。

每天早上喝一、二杯海帶茶也不錯。

糙米研粉末，大約四、五湯匙，加一點鹽，沖熱開水，一天飲用二、三次。

紅蘿蔔、蘋果打成果汁，每天清晨喝一杯，對便秘也有效。

至於民間療法，把風露草放在陰涼處，待乾之後，抓一把，加入大約八〇〇cc的水煮後當茶喝。

也有用波布草的種子二十公克，加入八〇〇cc的水，煮濃之後飲用其汁。

把蕺菜（魚腥草）放在陰涼處弄乾、剁碎之後，二十公克配上五〇〇cc的水，煮成一半，濾去渣滓，分成了二～三份，一天飲完。

除這些民間療法之外，如更注意每天的飲食管理，即使不用瀉劑，一般的便秘大多可解決。

精神方面，因便秘而演成不可收拾的結果，及不大驚小怪，已如前述。

爲了使這些食物療法更見功效，尙有若干事項須弄清，例如自己的大腸是否具有特殊的脾氣、是敏感或鈍感等。

當然，這些如由醫生判斷最佳。

醫生能判斷出到底是氣質的，抑或機能的，若是氣質的，在做過各種檢查之後，或許也能提出有助於治療便秘的判斷。

連同以上的食物療，也請做做使自律神經的作用恢復正常的運動及療法。您知道嗎?腹肌運動、跳繩、散步等有令人意外的效果，甚至有人只是早餐前做輕微的散步，便治好便秘。

倒立

以下介紹對習慣性便秘有效的簡單家常療法。瑜伽、漢方等東方醫學有若干對便秘極有效的療法。漢方藥、針灸確實有效，但必須由專家治療。

自己能做的方法之一——倒立。先仰臥，雙手置於身旁，以全身之力抬起雙腳，使之直立，再用手支撐腰部，從腰至腳保持直立。

不彎膝、腰由手抵住，體重由手腕及手肘承受，這是要點。此姿勢如果能安定，接著雙手徐徐接近肩胛骨，以下顎抵住喉部的凹處。從二十秒起直到能做到三分鐘。做完後請休息大約十分鐘。

接著，請練習做做瑜伽術的「倒立」。

先採取蹲坐的姿勢，兩膝接觸地面，雙手手指牢牢結合，與前腕一起置於前

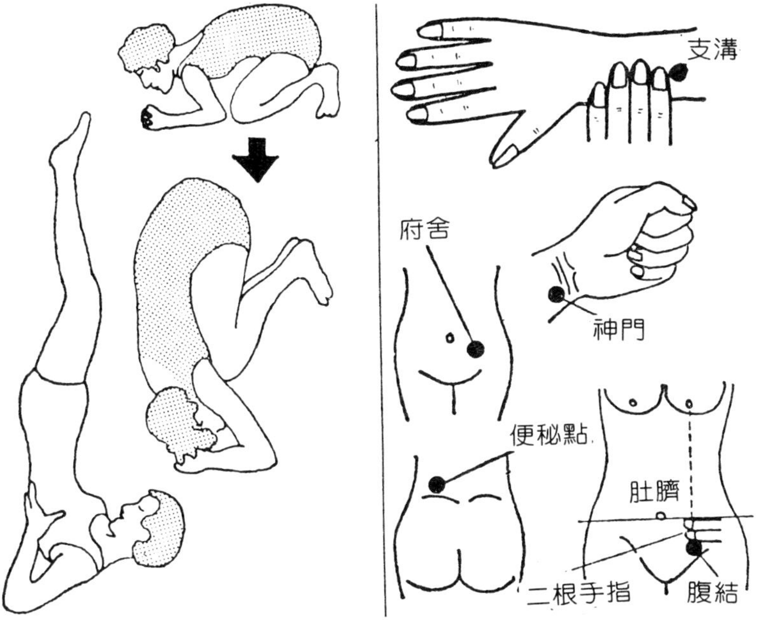

便秘的穴道與倒立

方的地面，頭部則擱於雙手所形成的三角形頂點，徐徐抬起臀部。

要點是做好類似跪拜的姿勢之後，用結合的雙手牢牢撐住後頭部一帶。當胴體抬至與地面成垂直之後，再把腳伸至全身保持一直線。

最先可請人幫忙或倚在牆壁。這也從二十秒做起，練習到能忍耐到三分鐘。

頭下腳上，即與平常相反的姿勢可減少內臟的淤血（尤其是骨盤底的淤血），具有給腸之內容以反向壓力的優點。

對於胃或腸子下垂的女性而言，有暫時加以矯正的效果。女性便秘的原因很多是此種下垂狀態。

放灸

以下告訴您漢方自古即知的便秘穴位。

那是叫「支溝」的穴位，可施以幹艾、大蒜等灸。

其他，「腹結」「左府舍」等穴位已知是便秘時施灸的穴道。

認為灸熱，不喜歡灸的人（其實並不怎麼熱，大約飯粒大小便能奏效，實在值得試試）不妨做做腹部的按摩。

輕輕撫摸以臍部為中心的腹部，能刺激大腸，有助於推動糞便，但不可過於用力。

除這些療法之外，在家也能做的簡單有效的方法，乃是「睡眠」，切勿遺忘。

即使便秘，伸直背骨睡覺是比什麼都重要的。如使用具有離子效果或對背部施以指壓效果的寢具，效果更佳。有規律的快眠帶來快便，這一事實想必大家都知道。

第十章

高血壓的生活管理

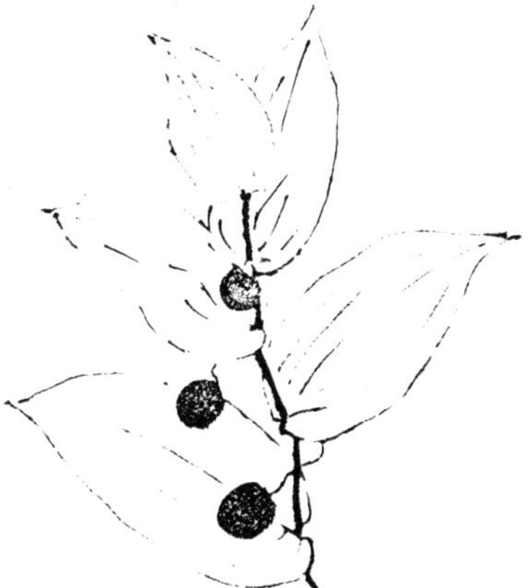

死亡原因的首位腦溢血

高血壓的人即使未察覺自己高血壓，一般都是很容易入睡的。但睡時總是心神不安，醒時則意態闌珊。這一章我們談談睡眠與高血壓。

危機四伏的現代社會

處在這種現代社會，最近最多的病例是高血壓。這也難怪，到處都是動搖血壓的要因——不規則的生活、資訊社會、管理社會的不安和緊張、過勞、睡眠不足、煙酒過多……。不僅高血壓，成人病並無立刻見效的特效藥，必須耐心持久的治療，因此患者的不安和著急也是很大的。

高血壓最忌「過度」。您必須反省日常的生活，是否身心過勞、暴食暴飲、睡眠不足等過度的累積。也不要慌張著急，具有高血壓的正確常識是很重要的。

所謂血壓乃是動脈內的壓力，藉此壓力，血液才能循環體內。動脈從粗的直徑三公分，到細的毛細血管，直徑在一公厘的千分之一，總而言之，大大小小各色各樣動脈管遍佈於體內各部。

心臟便是做著幫浦活動，把血液送進這交織如網遍佈體內的動脈。要把血液送到末梢的極細極細的血管，須有相當的壓力，那股壓力在正常人大得足以把水壓升到二公分。——血壓的測定是以使用水銀的血壓計，正常人的血壓最大一二〇Hg，最小八〇～七〇Hg，這是壓升水銀的力量。所謂最大及最小，是因爲心臟這個幫浦有把血液送出的時候及從靜脈吸進血液的時候，故有二個數值。

支配這毫無間斷的活動的，依然是自律神經。高血壓也有因賀爾蒙或腎臟之異常所引起的，但大約九〇%是原因不甚明白的「本態性高血壓」；它是凡與血液有關的內臟都無異，偏偏血壓卻高的狀態。

不必太介意血壓的數值

雖然本態性高血壓的原因不甚明白，但它很明顯地，是末梢的細動脈血壁的收縮狀態。而支配血壁肌肉的是屬於自律神經的交感神經，故血壓因感情的變化或緊張而上升，是不容否認的。就像前面一再重複的，自律神經的功能也因精神狀態等原因，輕易發生變化，因爲神經是複雜且細膩的。

因此之故，血壓在日常生活的各種條件下，隨時在變動。想得到的條件有精神上的、社會環境、飲食等。此外，也因年齡而有所差別，血管的厚度或彈力，自律神經的功能若老化，血壓便上升。

一般而言，該人的年齡加上九十是最大血壓的平均值。如因血管壁變硬等原因而減少彈力時，最大血壓將升高。最小血壓則因血流的抵抗增高而上升——最大血壓不高的人，如最小血壓在一〇〇以上，也是很麻煩的。

話說回來，對血壓數值倒不必太神經質。即使血壓的數值下降，但心臟的功能或血液循環不順暢的話，也是無意義的，因爲人是很細膩的動物，僅僅「量血壓」的緊張，有時血壓也會上升。尤其是本態性高血壓的人，只注意數值，終日勤於量血壓是無什麼意義的。

但在此必須聲明的是，血壓高的確不該放任，但它並非什麼嚴重的疾病。我們應把高血壓視爲一種症狀，是一種注意信號。

血壓恐懼症

高血壓當然不容忽視，絕大多數人不僅不敢忽視，甚至極爲擔心。懼怕成人病的現代人對於血壓的擔心，甚至到了血壓恐懼症的程度，然而依舊有對自己的高血壓漠不關心的人，其結果便是症狀不斷惡化，至於不可收拾。對於高血壓的人，最可怕的是中風，隨時來襲的中風之後的半身不遂、痲痺、腦溢血。

高血壓的危險性不僅腦出血，也有引起心臟病或腎臟病的。（相反的，也有因腎臟病而引起高血壓的）血壓高便容易傷及腎臟，嚴重的話便引起「惡性高血壓」。

高血壓的人，心臟也進行著抵抗高血壓的惡戰苦鬥。尤其嚴重的，因動脈內的壓力高，心臟不易送出血液，結果血液聚集在靜脈內，連肺的活動也不順暢——此種狀態嚴重的叫做心肌梗塞。

總而言之，腦、心臟、腎臟與血液是特別互相關連、休戚與共的。正因如此，血液流動的狀態，即血壓，對這些器官是具有重大影響的。

但這些只是可能性的問題，高血壓未必就招致可怕的疾病。這就是難處之所在，不介意也不行，毫無警戒心也不行……。簡言之，血壓高的人必須付出降低血壓的努力，過有規律的生活，勿過於勞累。

高血壓的生活管理要點

血壓是不安定的，有個人差，而且即使同一個人，也因時間、狀況的不同而有差別。請勿基於一、二次的測量而判斷自己是高血壓。

在不同的條件下做多次的測量，而且最大血壓、最小血壓超過一五〇Hg～九〇Hg的範圍，便要注意高血壓了。

治療的穴道在腳

一般高血壓的人是從左右手測量血壓，但腳部的測量也可做爲參考。腳的血壓，如在正常人，跟手是一樣，或高出二〇㎜／Hg。差距太大，便要注意。如心臟方面的疾病，大動脈瓣閉鎖不全等情形，血流極快，腳的血壓甚至高出五〇㎜／Hg。

之所以談到腳的血壓，是因爲治療高血壓有效的穴道在於腳。如按一六九頁圖所示，用心搓揉穴位，血壓暫時會下降，效果上當然有個人差異，但試試總無

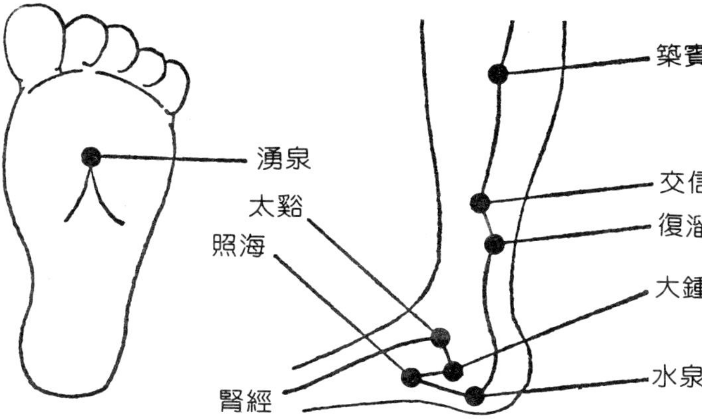

高血壓的穴位

害。

血壓倘若下降，請每天繼續做。

請人針灸也不錯，穴點是復溜、太谿、水泉、照海、湧泉。

諸如此類的簡單療法還有許多，選擇適合自己的方法，持之以恒，必然有效的。

以下再繼續介紹一些，但在此之前，有一項不可遺忘的，就是反省您的日常生活，並且加以重新調整。

即刻付諸實行的七要項

再三強調，不管任何症狀，生活全體的影響是非常重大的。

請務必記住，日常的小留意是勝過任何醫術的健康法。

這對高血壓的人，意義尤其深長，只要想想因對身體的疏忽所可能引起的嚴重結果便可曉得，因血壓是攸關生命的，不若自律神經失調不會致死……。

以下分條列出高血壓的人日常生活心須注意的基本要項：

•必須正確地知道自己的血壓

定期測量高血壓及驗尿，若有高血壓的徵候，請仔細檢討原因。

•注意飲食

切忌過食、攝食過度的鹽份。多吃新鮮的蔬菜及水果。

•太胖是大敵

肥胖常因過食及運動不足而增重，每天做有規律的運動，步行最爲簡單。

•多動上半身以促進上半身的血行

多做手、肩、頸等處肌肉的運動。

•千萬別患高血壓恐怖症

許多人因完全不吃肉而變成營養失調。

濫用降血壓的藥劑亦有害無益。

•從事健康的性生活

勿因高血壓而把性愛與腦溢血聯想在一起。性行爲的確會升高血壓，但它也和其他肉體運動無異。倘若不放心的話，請找醫生商量，適可而止。極端的禁慾生活產生精神上的緊張，有時甚至給高血壓帶來不良的影響。

中年過後，擁有強烈的性方面的關心（刺激大腦、促進賀爾蒙的分泌），反而顯得有活力。

洗澡水勿太熱

血壓高的人似乎喜歡熱水澡。根據醫學統計，溫度四十三度以上的熱水，入浴後血壓急遽上升，出浴則急下降，由於這種出浴後血壓下降，便自然而然地喜愛熱水澡，然而此種血壓的變動並不好。入浴時的血壓變動值大約三五～五〇㎜／Hg，出浴後二十～四十分鐘又恢復原來，實在沒必要冒此種危險。

——除了以上注意事項，還請極力避免精神的疲勞、憤怒、不安等。

倘若精神或肉體的緊張刺激了交感神經，那麼接受交感神經支配的微動脈便收縮，血壓也就升高。故心情必須經常保持安定的狀態。

治療高血壓的漢方藥及民間療法

高血壓的治療必須一生持之以恒，前面列舉的飲食方面的改善，可說極爲重要。其他還須注意：

①氣溫的變化對血壓也有極大的影響，故譬如從溫暖的室內突然到寒冷的戶外，或夜晚酷寒上廁所時，必須養成披外衣的習慣。

此外，諸如冬夜趕幾場酒宴的情形，由於身體已因飲酒而暖和，再突然衝上冷空氣是很不好的。還有，酒後最好不要入浴。

②儘量保持心平氣和，不要動怒，升高血壓。

高血壓的民間療法

除了以上日常的注意事項，同時也不妨做做簡單的民間療法：

•飯前飲用馬鈴薯湯

馬鈴薯所含有的鉀具有降低血壓的功能。

作法：把馬鈴薯連皮切成薄片，弱火煮。

●一日服用三次艾草汁

十公克的艾草加以五〇〇cc的水，熬煮而成。

●飲用富含礦物質的蔬菜汁

秋葵、胡蘿蔔、蘿蔔葉、菠菜……。凡是綠葉的皆可。

●一日飲用三次松葉酒

松葉含有維他命A、C、K、礦物質、葉綠素，有助末梢血管的擴張。

作法：洗淨松葉，成束裝於瓶內，加入與松葉大約相等份的白糖，加水，密封。待浮起細泡發酵時，再移裝於另一瓶子保存。

●早晨起床飲海帶湯

海帶含有大量的鈣、鐵、碘。

作法：洗淨海帶根，浸在一杯水內，隔一個晚上，便成爲糊狀的液體。

在這些民間療法中，選擇材料較易獲得的，或飲用不覺厭惡的，長久服用。

高血壓並非一朝一夕便能治癒，持之以恒非常重要。

漢方藥

除了上述的民間療法，以下列舉若干漢方藥：

大柴胡湯。適合肥胖型、肌肉質、有便秘傾向的人。

柴胡加龍骨牡蠣湯。適合嚴重失眠的人。

三黃瀉心湯。適合紅臉、失眠的人。

此外，高血壓因不安、暴躁、心悸等原因，有礙睡眠。相反的，睡眠則能除去這些伴隨高血壓的症狀。除了做各種治療之外，在睡覺方面下工夫可說最爲重要。

高血壓者的安眠對策與智慧

以下所要談的，依舊以睡眠爲重。

睡眠是健康之本，聽起來可能會覺得很厭煩。但是，高血壓的人比其他一般人更要重視睡眠。

人的身體，當夜晚睡覺時，副交感神經的作用活躍。促進消化等活動。另一方面，交感神經夜間則減緩心臟及呼吸器官的活動。

因此，睡覺時每個人的血壓都下降。頗多高血壓的人夜間亦處於正常值。

血管修理

高血壓可怕的並非數值或血壓的力量，而是它傷害血管壁，甚至使受傷的血管破裂。

因此儘管白天時血壓高、血管壁受傷，只要晚上血壓下降，得以修復的話，血管必然恢復原先的狀態。這便是睡眠對高血壓的人的重要性原因。

若能安安穩穩地睡，血管的修理能完全的話，固然不錯，可是，不斷累積損傷，隔天又是身心疲勞的一天……長此下去，血管的創傷逐漸加大，終於招致最嚴重的事態。

心臟、腎臟亦由交感神經所掌管，相同的，晚上活動緩慢，亦屬休養及修理的時間。

睡得好的夜晚，一覺到天亮，不必上廁所，而睡得不好的夜晚，甚至要上幾趟；由此亦可看出。

各位必己十分明白，高血壓的人要降低血壓，預防蔓延至其他疾病，睡眠是很重要的。

但遺憾的是，高血壓的人交感神經的緊張加強，故血壓也高，睡眠也遭到妨礙。

高血壓之敵——失眠

血壓高，便睡不好；睡不好，血壓便高；要降血壓，便需好好睡；好好睡，血壓便下降……血壓與睡眠構成如此的關係。

因此，望著天花板，擔心著高血壓、血壓高，真是有害無益。難道真沒有獲得快眠的方法麼？

前面說過陰離子可促進血液的循環，因此，使用具有此效果的寢具或器具，也是方法之一。

運用一再主張的伸直背骨睡覺的方法也不錯，爲此可能需要更換寢具。此外也請竭盡一切方法，以便獲得快適的睡眠。

夾子健康法

最後告訴您一項對高血壓有效的簡單家常療法。睡前不妨試試看。

其中之一是在耳後貼銀粒（藥局有售）睡覺。市售的是用膠帶貼的。用膠帶貼仁丹也可，或在耳後貼加有薄荷的膠帶也可。也有用夾子夾耳朵睡覺的，爲了避免疼痛，可墊上脫脂綿。用硬幣塞進耳穴，有時也有效。

各位或許半信半疑。

但運用耳朵的穴道，有效治療高血壓的例子，已多達八十個之多。尤其是併用精神安定劑及耳穴位療法，翌晨有十～三十％血壓下降。

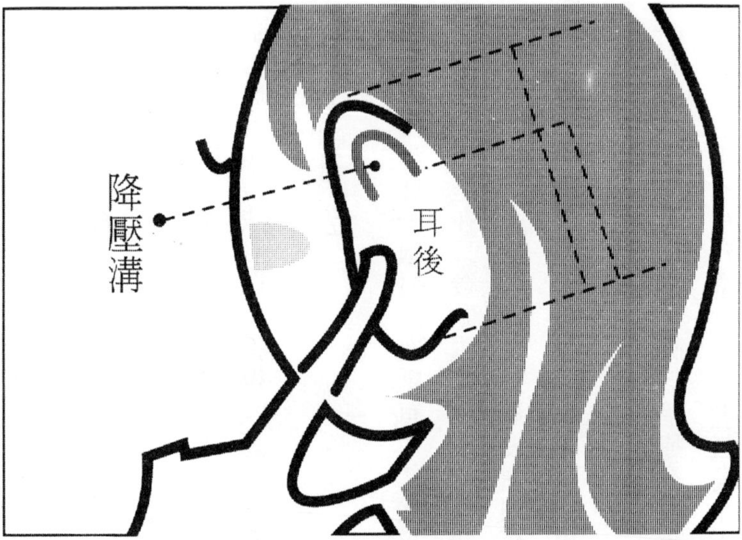

精神安定劑當然須有醫師的指示才使用。

總而言之，耳朵的穴位自古漢方便用爲降血壓。而且漢方藥也有苦干有效的處方。

這方面可找專家商量。

不管是治療法或生活改善，最重要的是不要一曝十寒，必須持之以恒。

恒心，是獲得健康的最佳捷徑。

體驗者的報告

糙米（四十歲）

「許先生，聽說高血壓吃糙米飯最好。」

有一天，經理對我說。

三十五歲時，我的血壓開始徐徐上升，五年前比起同年紀的友人，大約高出二十左右，當時我就開始未雨綢繆了。

家裡大大小小一聽見糙米飯，個個面有難色。內人不得已另外為我特別準備早、晚飯。我傻乎乎地繼續了二年，我的血壓終於恢復正常。

不過，這或許不單是糙米飯的功效，因為，我開始吃糙米飯時，晚酌便被內人從二合減為一合。不管如何，血壓這種麻煩的東西，似乎只有耐心地，意志堅強地加以治療，否則似無其他對策。

現在，內人也高高興興地天天煮糙米飯。不過，酒錢減半我懷疑是她精打細算的結果。

再穿起布鞋（七十七歲）

因腦溢血半身不遂的病人，我們家鄉話叫「中氣」——嚴重的人甚至無法言語，整天默默躺著。以這種模樣活個十年、二十年，實在不堪想像。

我是木匠，年輕時便因工作的關係，到處跑，見過不少中氣的病人。我的家鄉是農村，白天總是全家總動員，到田裡工作。因此如中氣臥床，身邊常常沒人看護……。

尤其是老妻先逝世的中氣老公公，更是淒慘，我一直在想，千萬可別中氣。但是四年前，我卻中氣了。

在此的二年前，醫生就告訴過我，我在六十幾歲時便有糖尿病。但梗塞、糖尿病總比中氣好得多。

我變成那種我深深畏懼的模樣了……在半身完全麻痺，最初的一年一直是躺著。

所幸略有好轉，能夠起床，但躺了一年，身體虛弱，走路極爲辛苦。加以口齒不清，說話沒人聽懂，只換來困惑的表情，因此變得更暴躁、孤單……換了幾家醫院，口齒不清的問題依然治不好。

其間，舊病的心臟栓塞又告復發，我又腦溢血倒下來了。此後大約一年半，我過著如地獄的生活，隨時便溺，無法動彈。

可是現在聽見我講話的人，幾乎任何人都很驚奇，他們不敢相信我曾經是躺著隨便便溺的人。最近我開始種種花草樹木，怡然自得。

我恢復健康要歸功於我兒子，他爲我買了一種名字不太好講的床單。當時我稍感納悶，心想：「睡床單能有什麼功效？」但我沒說出口，因爲即使我說了，別人大概也聽不懂。

開始使用一個月後，很不可思議的，已經能從床上起來。大約又過了十天，已經站著走路。如此一來，進而想走進庭院，也想拔拔草。

「別太逞強，到時又躺下來。」

雖挨兒子罵，但我還是拔光了院子的雜草。第三個月，已經能做一切輕便的工作。連醫生也放棄、自以爲無望的我，竟能再度穿起布鞋，種種花草，真是謝天謝地。

第十一章

自行治療低血壓法

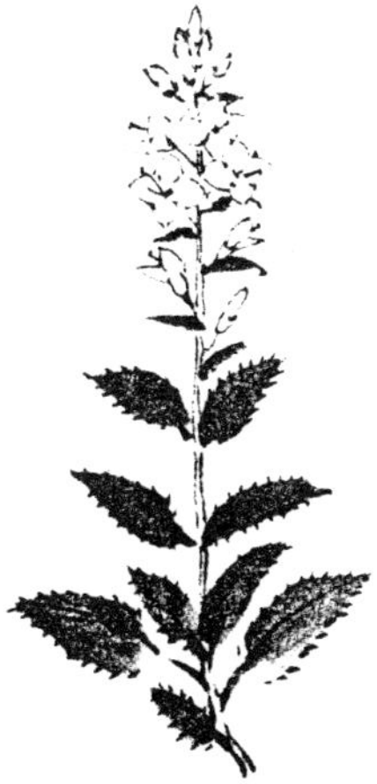

女性美與健康生活的大敵——低血壓

低血壓的人絕大多數入睡難，起床也難。以女性居多。

以下我們談談低血壓。

醫生稱爲低血壓的是，男性最大血壓一〇五㎜／Hg以下，女性一〇〇㎜／Hg以下的情形。低血壓常有高出標準血壓一〇〇的，相較之下，低血壓與標準血壓的差距顯得不那麼大。

訴苦低血壓症狀而成爲治療對象的人，絕大多數最大血壓約在九〇～一〇〇㎜／Hg。

女性居壓倒性的多數

低血壓的人數遠較高血壓少，而男女的比率，似以女性居多。

但高血壓有生命的危險，低血壓則無。因此，苦於低血壓症狀的人，大多未從事積極的治療。

可是，來自低血壓的各種症狀，其痛苦也有與高血壓不相上下的，不少人身受其苦。

男性當然也有低血壓的，但比較上以女性居多，加上此症狀與美容有密切的關係，故此章要以女性爲討論的主題。

據統計，貧血的女性意外的多，寒症的女性也不少，過敏性體質的也不在少數。這些症狀的一項或二項，外加低血壓，可說是特徵。

除了這些本態性的低血壓之外，也有其他疾病引起的低血壓。例如心臟、肺的疾病、胃腸病、肉臟下垂、內分泌異常、惡性腫瘤等。這些當然必須先徹底治療構成「病因」的疾病。

容易疲倦、無精打彩

所要討論的「半健康人」的低血壓，幾乎都是原因不明的本態性低血壓。正因原因不明，便不易揭開其真相，大致上而言，低血壓的人，心臟或血管系統發育不佳，其中甚至有畸形的，也有左心室的容積小，從此分出來的大動脈也小的人。也有手腳的血管極小，故循環手腳的血液不充分的。

概言之，低血壓的人無耐力，比一般人容易疲倦，理由大概便在此。

臉色暗淡、皮膚無光澤、手腳冰冷等，這些低血壓症狀的特徵特別有損女性的美。

低血壓指的是微動脈內的壓力低的狀態，故血液難以抵達身體的末端；就是說，末梢的循環有了障礙。如更仔細地從醫學上來看，手腳冰冷時的毛細血管，因血壓低，故是擴張的，但低血壓並不如此，已知它反而是收縮的較多。比較動脈的靜脈之下，已知動脈收縮較強，靜脈則擴張較多。低血壓在醫學用語也叫「因收縮擴張症候群所引起的情意結」（Spatish Atonish Simptomen Complex）。

奇怪的是，苦於孕吐的女性，尤其是早上起床時想吐的人，大多有著低血壓的傾向。

孕吐，英文叫「早晨的病」（Morning Sic），相似的德語也有稱做「早晨的苦惱」（Morgen Weh）。這是早上頭腦不清、無精打彩，一到夜晚卻格外精力充沛的不定愁訴症候群，也伴隨其他各種自律神經失調的症狀。

當然，孕吐或自律神經失調的原因未必就是低血壓。

可是這些症狀與低血壓也有極深的關係，似乎也是事實。

低血壓人的性格與忠告

要說明「低血壓人的性格」，有非常多的部份與一般所認爲的低血壓治療相重複。

這就是說，要克服低血壓，患者本人的意志是多麼重要。同時也表示低血壓是精神層面的，且其影響足以改變精神等。

無信心、顧忌多、疑心重……

「我的血壓低、沒有力氣。」「我是低血壓，不擅運動。」等等把自己歸納定型的女性何其多。

不僅對自己的體力、精力沒有信心，甚至也有對自己的一切喪失信心的人。

可是，低血壓本身並非疾病。

不錯，低血壓的人確實無多餘的精力。

但應做的是儲備精力的訓練，而非消極的生活。爲了增強對刺激的反應力，必須嚐試運動或健康法。

由於缺乏持久力，故從輕微的運動做起，有耐心地逐漸增加運動量及時間。第一種類型顧忌多，也算是常見於「低血壓人」的性格之一。

這也是由於缺乏自信，把自己的症狀看得太嚴重，認爲自己業已不易治療。第二種類型，就是整天憂心忡忡的，擔心家庭、工作；再不然，便是鄰居、親戚，隨便製造對象，庸人自擾。

第三種類型是真正有煩惱的人，如丈夫有外遇、或家庭經濟困難等。三種類型都是憂愁型，而最難治療的是第二種。

性情孤僻，凡事都往壞處想，醫生的勸告也不接受。

找工作做

在此忠告每個人，不要太追究失意的事情，尤其是有關身體不佳的部份、不佳的症狀。那是無窮無盡，擔心沒完的。

何不想想開心的事情，快快樂樂的過日子呢？

培養興趣，努力工作才是最上策。

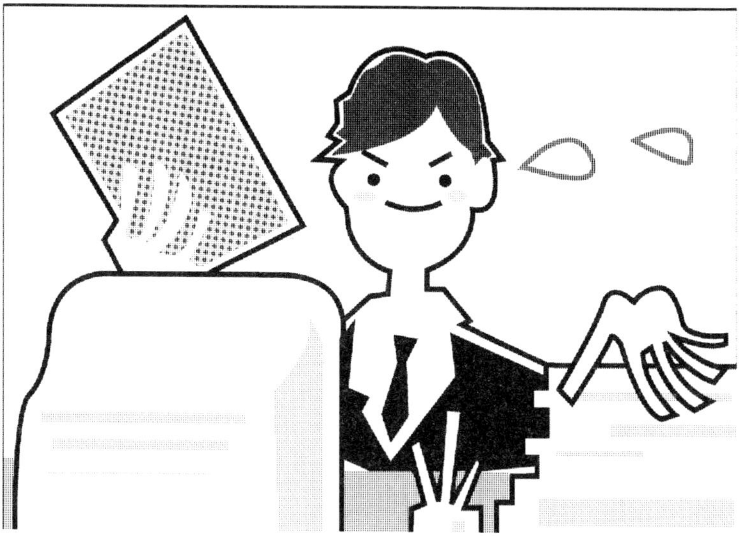

「不得不工作」，成為男性治療低血壓的利器

爲何把低血壓的對象僅限於女性，原因何在呢？實際上，男性也有低血壓的，可是男性工作必須面對現實，衝破事業上的層層難關。

因而即使是低血壓，也能積極地面對人生。起初或許很辛苦，但只要覺得男人個個都是如此，便能繼續工作，面帶笑容，與人接觸。

雖然早晨起床，頗爲痛苦，手腳冰冷，對自己的身體毫無信心，但總不能因此而放棄工作，在家做家事。

臥床不起的病另當別論，否則的話，因人不該遁離社會的生存競爭。

以上這些便成爲低血壓男性的症狀治療。

不待我忠告，他們實行的便是「低血壓擊退法」。

各位婦女也應向男性學習，做個喜歡工作的人。

所謂工作，是在社會上建立某種地盤，不同於在家。只考慮到丈夫和兒女，必須做出讓第三者有所評價的實績。因此，不管是多麼單純的工作，總包含有家庭的工作所無法比擬的多項要素。

例如笑臉待人，加快腳步以免遲到……，這些小事情也跟低血壓症狀的愁容滿面呈相反的，勉強也可說是治療法之一。

再者如熱衷於某項興趣或家庭內的事，並鑽研其間，以便精益求精，這些都是很好的。總而言之，集中精神，做做什麼事。

說不定有人會憤慨，這算什麼話呢？……不錯，這些精神面的處理，迄今的醫學仍不甚重視。

但從從事治療的臨床醫生的立場來講，同是低血壓的人，事實上，這些精神面之知識的有無，可分爲苦於症狀的人及過快樂生活的人。

至於其他疾病，此後的醫學應多多研究精神對策。

可立即實行的低血壓治療法

過於講究精神治療，反倒招惹各位的反感。以下介紹若干化解低血壓症狀的穴道療法。話雖如此，其實並沒有對低血壓有特殊功效的穴道。只能從貧血的穴道，加強心臟的穴道之中選取若干，試以針或灸。

自己也能做的治療法

自行治療時，可沿背骨，從頸部至臀部，用棒槌輕輕敲打，加以刺激。腳是脾經、肝經；手則心包經、三焦經等，手的內側及中央的穴道。請用棒槌加以輕敲。

爲了改善末梢循環的血流，可針對風池、身柱、膏肓、胃俞等背部的穴道，腳則湧泉、三陰交、足三里。三陰交及足三里對貧血也有效。只要每天對這些穴道施以指壓，久而久之，必有相當的效果。

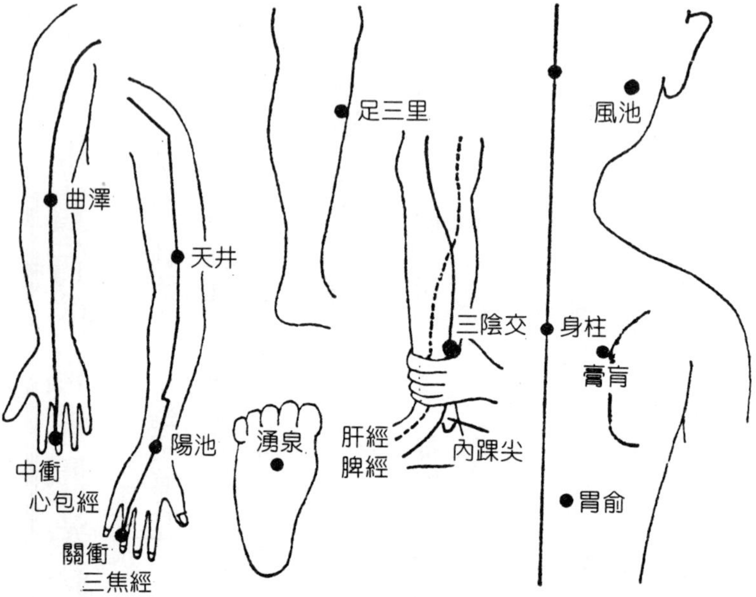

低血壓的穴道與經絡

再者，一般自律神經失調症狀所做的大部份療法，對低血壓也有效。因爲低血壓也可說是自律神經的交感神經活動不佳的狀態。

最後，也讓我們談談低血壓與睡眠的關係。血壓低的人，早起是一大苦頭。早上起來，頭昏腦脹、目眩、頭昏，大多是低血壓的特徵。

一下子起床頗爲困難，即使起來，整個早上總覺頭腦不清。身體的動作遲鈍、沒有活力。

而且苦惱的是，夜晚不易入睡。睡不著，數羊數到天亮，此種例子真是屢見不鮮。

低血壓的人早上總是心情不佳，原因當然是睡眠不足與自律神經緊張，有時爲了一點芝麻小事，也會勃然大怒。

堅強的意志與訓練

但是，低血壓的人遲起的說法卻過於普遍，甚至成爲晚起之人的藉口。晚起的人倘若是低血壓的話，便正正當當地大睡特睡，晚起成了特權。

您聽說過嗎？據說那位幹勁十足的希特勒是低血壓的。我全然無意捧希特勒的法西斯主義，但從原先那種杞人憂天毫無自信的「低血壓人」，一躍變成活躍的、好鬥的，令人不由得不佩服。沒有信心、苦於低血壓的人，何不想想希特勒這個例子……。

因此，低血壓起不來等等的說法，其實，靠意志和訓練也能加以若干程度的克服。低血壓並非疾病，只要肯振作，依舊是能精力絕倫的。

剩下的便是如何獲得深睡、恢復疲勞。睡眠的效果及正確的睡眠方法，前面已經談過，不再重複。

但低血壓的人，有幾點必須特加注意，使用溫暖的寢具、頭、手、肩等勿伸出棉被外。

低血壓的人自律神經不平衡，體溫的調節不佳。如把手腳伸出棉被外睡覺，便助長末梢循環血流的不佳。

「足浴」治療法

睡前浸泡溫水澡，切勿泡太久。入浴有助於血液的循環，對低血壓頗有好處。爲了增加效果，足踝以下可做鹽按摩（用鹽搓），或用刷子刷腳底等。

接著做做中國古來的「足浴」。先準備二個容器，一個放四十二度以上的熱水，一個放冷水，大約能浸到腳的三分之一，熱水那一桶再加少許的鹽，雙腳交互浸三十秒～一分鐘，重複大約十次。

此外，睡前做做腳脖子的伸縮運動，或用腳枕睡覺，都是對低血壓有效的腳療法。如從這些選擇一項來實行的話，當晚必可獲得深睡。

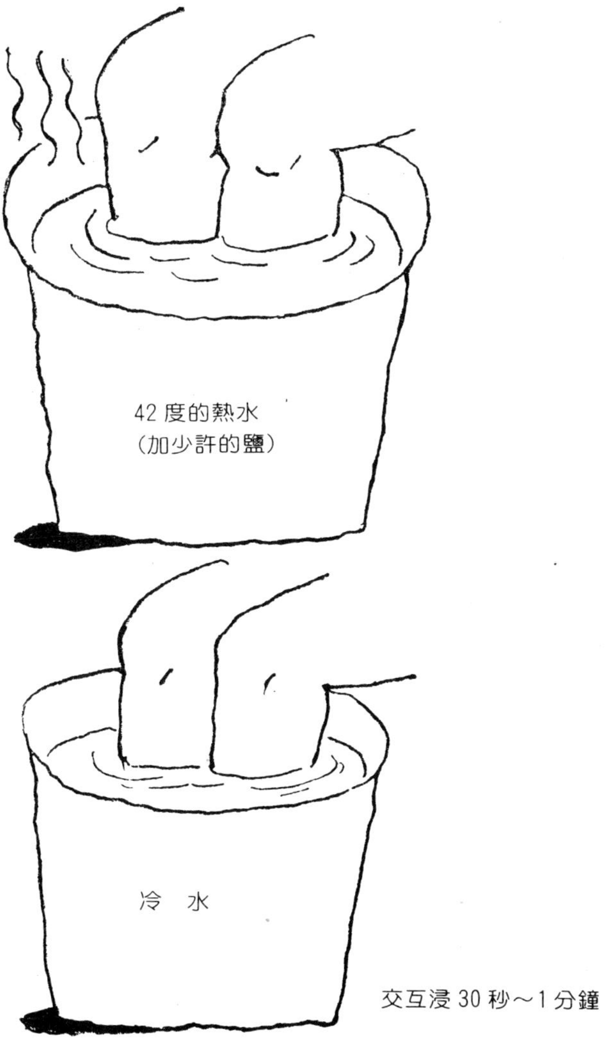
42 度的熱水
(加少許的鹽)
冷　水
交互浸 30 秒～1 分鐘

·安眠的方法·

體驗者的報告

幸運遇見朋友（三十歲）

我的苦惱是低血壓。我是獨生女，自幼嬌生慣養，而且身體不佳，到了二十四歲時才知我是低血壓。此後，我睡得遲遲才起床，也可不必做家事，過著形同病人的生活。

我的症狀逐漸地在惡化。沒有食慾、偏頭痛、手腳冰冷……等還算好，嚴重時，甚至心悸、頭昏眼花、貧血昏倒。

找過許多醫生，當診斷出低血壓時，醫生反而愛理不理地說：「這只有靠自己治療了。」

但我根本不知如何是好，人生的一切都變得悲觀了。如此這般，大好青春的時光，我卻過得暗淡又寂寞。

本來我是不想結婚的，但二十八歲時卻有突然的緣份光臨，我出嫁了。

事情是這樣的，我聽說指壓對低血壓有效，因此接受指壓治療，而認識了現在的先生。他是自神經失調症，跟我一樣過了暗淡的青春，而現在已痊癒，他表示能讓我「重見天日」，向我求婚。

父母親擔心我的身體，原先是不贊成的，但是，我總不能守在雙親身邊過一生。遲早父母也會不在，我又是孤零零的……想到此，不禁著急起來，爲了找個歸宿，於是結婚了。

可是，父母親的擔心果然應驗。我先生雖然體貼，但婆婆嚴格，每當我晚起或不勝工作時，總責備我，我甚至多次想逃回娘家。

有一天，我在新竹車站巧遇一位五年前嫁到台北的朋友。我看到她時，嚇了一跳，跟出嫁前完全判若兩人，以前瘦弱蒼白的她，現在變得臉色紅潤，極爲健康的樣子。

在咖啡屋坐下後，我立刻向她討教。她告訴我，完全是食物的滋補。她的婆家經營海鮮店，她吃了二年的海鮮，低血壓、貧血都治好了。

※　※　※

從這一天開始，我在取得先生的諒解下開始吃起海鮮。海藻類自不在話下，魚貝類、水果、蔬菜、乳酪等什麼都吃。

過了一年又三個月，我的臉色雖未紅潤，但早上已經能若無其事的起床。想起過去只一味想著死的我，不禁感到極爲荒謬。

最高興的是工作起來很輕鬆，過去提不起勁的家事已能收拾得有條不紊。

第十二章

失眠症的自然治癒法

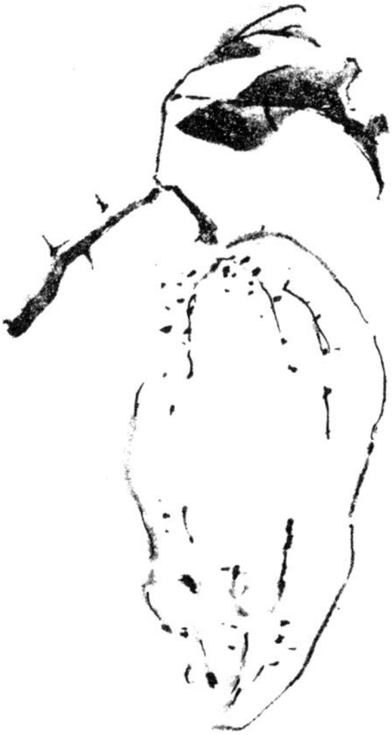

失眠的原因與對策的徹底追求

在每一章，都不厭其煩地討論睡眠的必要性及有效性，甚至敢於主張睡眠才是最佳的健康法、強精法。而現在，想再度疾呼（不！不必大聲，驚醒各位的睡眠可就糟了），請各位務必取得充分的安眠，伸直背骨睡覺吧！

勿仰賴安眠藥

或許有人會抗議說：「好睡當然是再好不過了，我們也知睡眠有益健康。但想睡卻睡不著的人，到底如何是好呢？」

是的，在探討睡眠時，無法迴避的一大問題便是失眠症。向睡不著覺的人，大談正確的睡眠、健康的睡眠的寢具，反而顯得殘酷。失眠的人雖不很多，但其痛苦是可以跟任何疾病相比擬的。以下我們詳細談談失眠的人如何才能睡得好。

臨床醫生常聽見病人說：「連睡一覺也不能，倒不如死了好。」

在美國，據說超過五〇％以上的人經常苦於睡眠不足或不易入睡。安眠藥的銷售高達一億二千萬美元。

大家都知道安眠藥有中毒性及習慣性，而且服藥所得的睡眠依舊把疲勞帶到明天，更正確地說，安眠藥本身便有使人身體疲勞的作用。

失眠症不會致命

沒有比自然的睡眠便佳的睡眠。奉勸各位，再嚴重的失眠，也請勿仰賴藥物加以解決。許多失眠症的患者擔心睡不著會致命，其實尚無失眠死亡的例子，大可從容講究對策。

睡眠可說是人的身體生理上要求延命的方法，假如睡眠完全變成不可能，那就相當於死一般嚴重了。但實際上，嚷著失眠的人，百分之九十是全然無事的，有時自己並未察覺「睡覺」時，其實業已熟睡了。正因爲自己懵然不知，總加起來，早已有了必須的睡眠。

另一種類型的失眠症，夜晚的確沒睡，但白天卻打瞌睡、睡午覺。

再有一種，它與失眠症稍有不同，如小孩夜裡做惡夢醒來、夜哭、或夢遊症到處漫遊等，此種例子也不少。

實際上，連睡一覺也不能的失眠症是幾乎沒有的……然而，失眠總是極爲痛苦的，必須設法加以解決。嬰兒、動物沒有失眠症。由此看來，失眠的原因是該人內心的不安；是什麼事情壓在心頭，煩惱事招致自律神經或大腦的緊張。

儘量使身體疲勞

解決失眠的方法，當然是除去那構成原因的不安。同時，藉著多動身體，引起適當的肉體疲勞，等等都是製造入睡的條件。

所謂容易入睡的條件，指的是夜晚交感神經的緊張平息，副交感神經的緊張增大的狀態。它有以下的現象：脈搏稍減少，體溫下降、消化系統的運動活躍，只要不放過這種時機，要闖進睡眠的世界是很簡單的。我們的身體也有著像潮水的漲落，月的運行一般的節奏。

因此，太陽西下，晚飯後一小時左右，我們便須做好睡眠的準備，集中想睡的勢力，聽聽音樂、做自我暗示等等引誘睡意的工作。

已經盡力寫出失眠症的對策了，請選個您喜歡的方法實行，就從今晚開始做吧！

何不試試按摩睡眠法

失眠症的對策多得可以寫一本書，而還有許多方法正在研究階段。苦於失眠的人或許多多少少已實驗過了。

想睡時不妨當個傻瓜

以下介紹一項獨特的按摩睡眠法，失眠的原因若有著疾病或內臟異常等肉體上的要因，當然必須先將它除去。

同時，運用意志的力量把干擾心情的瑣事拋開。也不要想個人的問題，把心情朝向大宇宙的星辰運行，大自然的美等客觀的主題。先記往以上的要點，然後做此睡眠法。

去除憤怒或不安的方法——張開嘴巴、伸出舌頭，即所謂的「傻臉」。當我們被憤怒的感情所支配時，是一張怒臉，有憎恨時，則眉毛糾纏，是一張可怕的臉，如此類推，我們的表情必然對應我們正在想的，因此，「做出白痴臉」時我們的思考也停止，腦海中也是個「白痴」。

當我們想進行什麼行動時，我們便使勁於做該行動所須的肌肉，而視覺上，爲了思考，必然要動眼睛的肌肉，在腦中製造出影像，藉著放鬆這些肌肉，那種朝向憤怒的聯想或行動的思考便萎縮了。

從容易控制的肌肉來鬆弛精神上的緊張，實行起來必有功效。

放鬆肌肉的緊張也是必要的。故請你做做頭部、臉部的按摩；在臉部抹上面霜，專心一意地做。額頭、眼睛四周、鼻翼、太陽穴、臉頰……。並用熱毛巾披在肩膀上，做做按摩。最後也請輕輕按摩胸部。（參照二〇五頁圖）

笑著睡

大腦的大部份與頭、臉、頸、胸等處的肌肉有著連帶關係，故如做做放鬆部份的按摩，必然也能鬆弛頭腦的緊張。

在浴室也盡自己所能的範圍，做做按摩也有效。順便也請加上脖子及上半身的迴轉運動。

按摩之後，再做前面說過的「白痴臉」，照照鏡子，如能逗笑的話，便非常

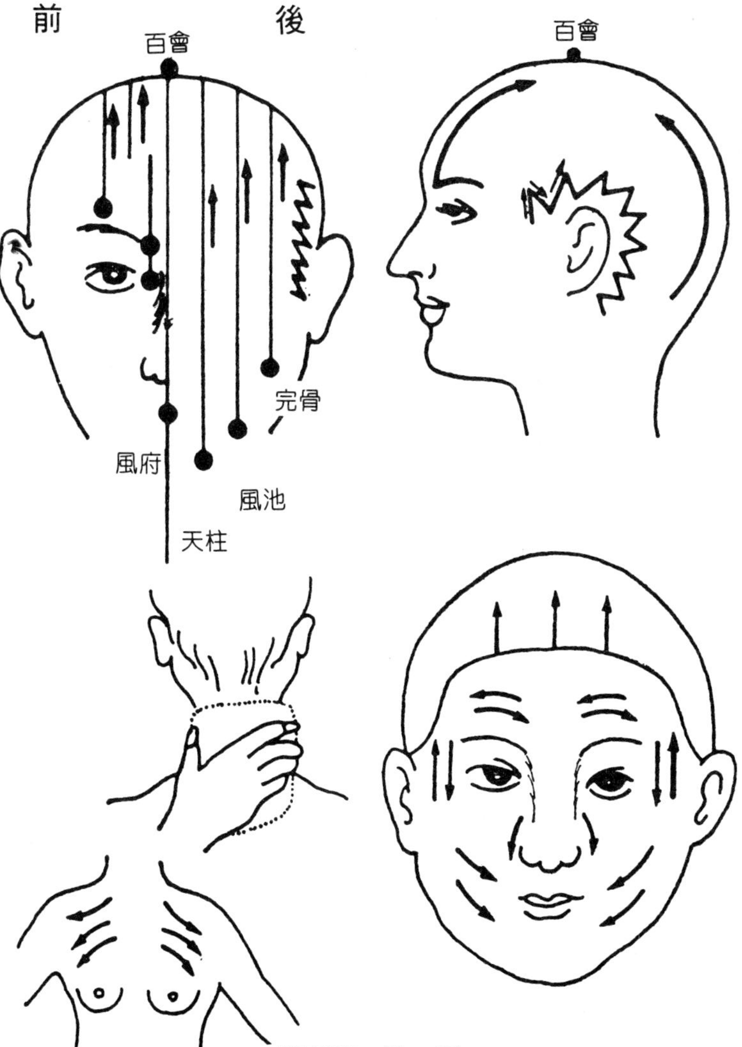

按摩頭、臉、頸

成功了。

笑的狀態，肌肉和精神同時都從緊張中獲得解放了，所以請放聲大笑吧。做鬼臉、照鏡子、放聲笑……，也是方法之一。

女性就寢前，對著鏡子，做臉部按摩，或梳頭髮……此種習慣有助於睡眠。平均上，女性比較少有失眠的，這或許要歸功於那種鏡前遊戲（？）。再者，每晚就寢前所做的行爲，可說具有製造通向睡眠的條件反射的意味。

寢具是睡眠的原點

睡前聽音樂，也請選若干喜歡的，每晚放相同的曲子，如能因此而製造出條件反射，真是再好不過了，如聽『吉普賽之歌』『幻想曲』『晚安曲』便想睡。

此外，如睡前酒，或看艱澀的書……等，按各自的方式，自行搭配。

這些對策之能否奏效，當然得看您的意志及自我暗示的力量，但是，主要以寢具的條件爲定。關於健康的寢具，理想的墊被，已在第二章談過，您不妨再看一遍，選擇能帶給您安眠的寢具。

無論您怎麼放鬆心情，如何做按摩、柔軟肌肉，倘若寢具是軟綿綿的，或帶有濕氣的，那麼失眠症還是照舊繼續下去。因爲選擇寢具即是睡眠的原點，同時也是最後的總結。

利用浴室的安眠對策

做爲失眠的對策，忘之可惜的是浴室的利用。

假如只是泡泡熱水的話，未免太可惜，但以下所寫的，不僅是失眠對策，甚至是積極的健康增進法，對美容也有幫助。

先從浸水談起，低血壓的人必須特別注意勿浸水太久，水的溫度勿太高。如果是喜歡長浴的人，建議您不妨短時間入浴，中間多做幾次休息。

接著是按摩，在浴槽外邊休息，邊做全身的按摩。如再加上對穴道、經絡的按摩，效果更佳。

如有沖洗設備，請務必加以利用。按摩之後，身體或許已經涼了，加點熱較好。先沖一遍熱水，接著沖一遍冷水，效果最爲圓滿。一度因熱水而鬆弛的毛細血管，再度使之做適當的收縮。以上請重複二、三次。

但這些，一開始不必勉強，慢慢養成習慣便是。身心適當的疲倦，必能一天一天地引導您到安眠。

食物方面的禁忌

以下談談失眠的人食物方面應注意那些事項。

首先必須注意的是晚餐勿吃太飽，儘可能魚肉適可而止。因爲這些食物助長身體的酸性化，成爲失眠的遠因。而夜晚的大食也會成爲肥胖的原因，請多加注意。

接著必須注意的是刺激性的食物。辣的、咖啡、茶等含有咖啡因的，不可過食。此外，香煙儘可能少抽。

相反的，請多吃蔬菜、水果類。蔬菜容易消化，維他命礦物質豐富，且又是鹼性食物。這不單是失眠，甚至也是通往健康的指標。

聽說美國最近流行正餐之前，先吃蔬菜。

體驗者的報告

救了我的寢具（四十六歲）

雖然從未向家人或友人提過，我長久以來一直苦於失眠症。內人曾批評我「兇巴巴的」，其實原因也是失眠症。因爲我下班回到家，已疲憊不堪，實在沒有餘力向太太說些體貼話。一晚睡到天亮，又出去上班，每天總是帶著前一天的疲勞，當天的疲勞總是加倍疲勞地回家，接著又是睡不著，如此一再重複。

住院時才曉得硬床

因失眠症又引起胃腸不佳，稍一飲酒，便宿醉，又下痢。身體一旦出毛病，病痛便接二連三地來。工作稍累一點，便腰酸背痛。

事前我便有了預感，果然沒錯，有一天突然胃潰瘍倒了。住院、胃切除、慘遭折磨一頓……可是我的失眠症之所以治好，也是因這次住院。實在不錯，塞翁失馬，焉知非福。

手術順利完成，經過幾天，疼痛解除時，我又恢復了我的壞毛病，開始介意起醫院床鋪，睡不著了。先前幾天是止痛藥及麻醉藥的作用，不由得我不睡，但一旦藥效解除之後，那麼硬的床，我是無論如何也睡不著。

在家，床墊之上還鋪上墊被，睡起來軟綿綿的，非常舒服，連這也睡不著的人，要他躺在醫院的硬床上睡，真是太不可能了。

最後，我終於向醫生反應，結果帶來的卻是極爲奇怪的床墊，而我的失眠症便是因此治好的。

長久以來的好眠！

那種床墊比醫院原先的床墊更硬。表面雖軟，但中心部份是硬的，其下也是硬的，但具有彈性，總而言之，是三層的構造。最上面那一層有許多顆粒狀的突起，具有相同對於身體施加指壓的效果。雖然蓋著布，看不見，但用手一摸，便知道。

以上的詳細構造是後來才知道的，但當初首次睡在上面時，實在頗爲驚訝。睡在上面，身體覺得非常舒服，當晚睡了一大好覺。我是頗有體重的人，過去總覺得身體陷進寢具睡覺，而這種床墊，身體可保持平直，不虞下沈。

根據醫生的說法，像我這種噸位較大的人，如長時間睡相同姿勢，有損末梢神經。

關於這一點，此種床墊有著大小的凹凸，使身體的皮膚呼吸及發汗作用能順利進行，總而言之，此種床墊極爲好睡，則是不折不扣的事實。

有如重獲新生

我在醫院住了四十天，尤其這段生活後半部，我充分品嘗了快眠，有如重獲新生一般。

但退院之後，我又恢復原來的樣子，懷念醫院的硬床墊，又失眠了。

回家一睡才知道，原以爲十足好睡的我家床墊，不僅不理想，而且還容易傷到末梢神經。一心想退院的我，一回到家，又變成「兇巴巴」的。於是我向醫院打聽，終於買到跟那病房完全相同的床墊。

妻子似乎頗驚奇，但從那寢具送到那一天開始，我又開始睡好覺了。

後記──笑、性愛、快眠創造快樂的人生

因讀者身體狀態的不同，我不知那一章對各位有益，但本書想在睡眠方面能對各位有所幫助的。

每一章最後所附的體驗者報告──許多以各人方式克服各種症狀的經驗談，或許也能對各位有所啓示，供做參考。本書所以未加上醫學上的解說，是由於絕大多數的個案最重要的是自己想健康的意志。

總而言之，從此點便可看出睡眠對人生具有何等重大的意義了。錯誤的睡眠法甚至招引各種疾病，甚至僅僅睡眠一項，便可使疾病分成可治和不可治。

因此，睡眠的重要性是不待多言了。在這本書上，從寢具到失眠症的對策，凡是基本的事項都已討論過了。但最後想附帶一提的是，堪稱基本的基本，或在它之前的主題。

睡眠、睡……我們大多用「睡覺」一語來表示，但是，睡覺其實還有另一個意義，不錯，那就是性愛。

用「睡覺」一語來表示性行為、性愛、性交、相愛……，並非少見。一般的情形，相愛的行為不僅性交，通常包括在同一張床舖上睡覺。

撇開這些言語上的問題不談，做為安眠的條件，再也沒有比得上滿足的性愛了。關於性，只要是肉體上、精神上都已滿足的男女，根本不須要睡眠的練習。兩人在自然情況下，進入了幸福的睡眠。

幸福的睡眠製造明日的活力，於是下一日依舊能謳歌健康的性及生活。健康的身體，賀爾蒙的分泌良好，性感也敏銳。

人的行為之中再沒有像性愛一般使身心融合為一的了。精神的興奮與肉體的興奮以相同步伐達於極致，這是最佳性愛的典型——此種狀態即使做為進入睡眠之前的條件也極理想。

睡不著、睡不深等情形頗多是精神或肉體的緊張太高。這兩者如果能取得平衡，在上床時同時放鬆……倘若這是理想的睡眠前狀態的話，大概再沒有比性愛更使身心確實地達於一致的吧！但是那必須是心中全無一絲牽掛的性愛，且肉體上是完全滿足的。

如此看來，性的內容及質便是一大問題。因為，倘若有不滿殘留在任一方的話，便成了不滿的原因。

簡言之，「快樂」帶來安眠。不侷限於性的快樂。在家、在外，以個人或以社會的意味來講，人覺得自己是幸福的狀態，這在現代或許是很不易獲得的。

正因如此，我們才必須努力去獲得。儘可能快樂，先從笑開始，這是人生的秘訣。比起以憤怒、悲傷、痛恨、憎惡爲原動力的精力，笑的精力更強大數倍。

在小事中找出快樂，笑。若不能如此，至少也請在鏡前觀看自己的臉，笑，張大嘴巴，大聲地。如此這般，不好笑也笑，漸漸的，真正的笑便湧上來了。

笑同時也是化解身心緊張的方法。經常準備笑，然後便產生充滿笑的快樂人生。而且，會笑的人好睡，好睡的人也能快樂地笑。

預祝各位今晚有個好眠。

大展出版社有限公司 品冠文化出版社	圖書目錄
地址：台北市北投區(石牌) 致遠一路二段12巷1號 郵撥：0166955～1	電話：(02)28236031 28236033 傳真：(02)28272069

・生活廣場・品冠編號 61

1.	366 天誕生星	李芳黛譯	280 元
2.	366 天誕生花與誕生石	李芳黛譯	280 元
3.	科學命相	淺野八郎著	220 元
4.	已知的他界科學	陳蒼杰譯	220 元
5.	開拓未來的他界科學	陳蒼杰譯	220 元
6.	世紀末變態心理犯罪檔案	沈永嘉譯	240 元
7.	366 天開運年鑑	林廷宇編著	230 元
8.	色彩學與你	野村順一著	230 元
9.	科學手相	淺野八郎著	230 元
10.	你也能成為戀愛高手	柯富陽編著	220 元
11.	血型與十二星座	許淑瑛編著	230 元
12.	動物測驗—人性現形	淺野八郎著	200 元
13.	愛情、幸福完全自測	淺野八郎著	200 元
14.	輕鬆攻佔女性	趙奕世編著	230 元
15.	解讀命運密碼	郭宗德著	200 元

・女醫師系列・品冠編號 62

1.	子宮內膜症	國府田清子著	200 元
2.	子宮肌瘤	黑島淳子著	200 元
3.	上班女性的壓力症候群	池下育子著	200 元
4.	漏尿、尿失禁	中田真木著	200 元
5.	高齡生產	大鷹美子著	200 元
6.	子宮癌	上坊敏子著	200 元
7.	避孕	早乙女智子著	200 元
8.	不孕症	中村春根著	200 元
9.	生理痛與生理不順	堀口雅子著	200 元
10.	更年期	野末悅子著	200 元

・傳統民俗療法・品冠編號 63

1.	神奇刀療法	潘文雄著	200 元

2. 神奇拍打療法　安在峰著　200 元
3. 神奇拔罐療法　安在峰著　200 元
4. 神奇艾灸療法　安在峰著　200 元
5. 神奇貼敷療法　安在峰著　200 元
6. 神奇薰洗療法　安在峰著　200 元
7. 神奇耳穴療法　安在峰著　200 元
8. 神奇指針療法　安在峰著　200 元
9. 神奇藥酒療法　安在峰著　200 元
10. 神奇藥茶療法　安在峰著　200 元

・彩色圖解保健・品冠編號 64

1. 瘦身　主婦之友社　300 元
2. 腰痛　主婦之友社　300 元
3. 肩膀痠痛　主婦之友社　300 元
4. 腰、膝、腳的疼痛　主婦之友社　300 元
5. 壓力、精神疲勞　主婦之友社　300 元
6. 眼睛疲勞、視力減退　主婦之友社　300 元

・心 想 事 成・品冠編號 65

1. 魔法愛情點心　結城莫拉著　120 元
2. 可愛手工飾品　結城莫拉著　120 元
3. 可愛打扮&髮型　結城莫拉著　120 元
4. 撲克牌算命　結城莫拉著　120 元

・法律專欄連載・大展編號 58

台大法學院　法律學系／策劃
法律服務社／編著

1. 別讓您的權利睡著了(1)　200 元
2. 別讓您的權利睡著了(2)　200 元

・武 術 特 輯・大展編號 10

1. 陳式太極拳入門　馮志強編著　180 元
2. 武式太極拳　郝少如編著　200 元
3. 練功十八法入門　蕭京凌編著　120 元
4. 教門長拳　蕭京凌編著　150 元
5. 跆拳道　蕭京凌編譯　180 元
6. 正傳合氣道　程曉鈴譯　200 元
7. 圖解雙節棍　陳銘遠著　150 元
8. 格鬥空手道　鄭旭旭編著　200 元

9. 實用跆拳道	陳國榮編著	200 元
10. 武術初學指南	李文英、解守德編著	250 元
11. 泰國拳	陳國榮著	180 元
12. 中國式摔跤	黃　斌編著	180 元
13. 太極劍入門	李德印編著	180 元
14. 太極拳運動	運動司編	250 元
15. 太極拳譜	清・王宗岳等著	280 元
16. 散手初學	冷　峰編著	200 元
17. 南拳	朱瑞琪編著	180 元
18. 吳式太極劍	王培生著	200 元
19. 太極拳健身與技擊	王培生著	250 元
20. 秘傳武當八卦掌	狄兆龍著	250 元
21. 太極拳論譚	沈　壽著	250 元
22. 陳式太極拳技擊法	馬　虹著	250 元
23. 二十四式/三十二式 太極拳/劍	闞桂香著	180 元
24. 楊式秘傳 129 式太極長拳	張楚全著	280 元
25. 楊式太極拳架詳解	林炳堯著	280 元
26. 華佗五禽劍	劉時榮著	180 元
27. 太極拳基礎講座：基本功與簡化 24 式	李德印著	250 元
28. 武式太極拳精華	薛乃印著	200 元
29. 陳式太極拳拳理闡微	馬　虹著	350 元
30. 陳式太極拳體用全書	馬　虹著	400 元
31. 張三豐太極拳	陳占奎著	200 元
32. 中國太極推手	張　山主編	300 元
33. 48 式太極拳入門	門惠豐編著	220 元
34. 太極拳奇人奇功	嚴翰秀編著	250 元
35. 心意門秘籍	李新民編著	220 元
36. 三才門乾坤戊己功	王培生編著	220 元
37. 武式太極劍精華 +VCD	薛乃印編著	350 元
38. 楊式太極拳	傅鐘文演述	200 元
39. 陳式太極拳、劍 36 式	闞桂香編著	250 元

・原地太極拳系列・大展編號 11

1. 原地綜合太極拳 24 式	胡啟賢創編	220 元
2. 原地活步太極拳 42 式	胡啟賢創編	200 元
3. 原地簡化太極拳 24 式	胡啟賢創編	200 元
4. 原地太極拳 12 式	胡啟賢創編	200 元

・名師出高徒・大展編號 111

1. 武術基本功與基本動作	劉玉萍編著	200 元
2. 長拳入門與精進	吳彬　等著	220 元

3.	劍術刀術入門與精進	楊柏龍等著	元
4.	棍術、槍術入門與精進	邱丕相編著	元
5.	南拳入門與精進	朱瑞琪編著	元
6.	散手入門與精進	張　山等著	元
7.	太極拳入門與精進	李德印編著	元
8.	太極推手入門與精進	田金龍編著	元

・道學文化・大展編號 12

1.	道在養生：道教長壽術	郝　勤等著	250 元
2.	龍虎丹道：道教內丹術	郝　勤著	300 元
3.	天上人間：道教神仙譜系	黃德海著	250 元
4.	步罡踏斗：道教祭禮儀典	張澤洪著	250 元
5.	道醫窺秘：道教醫學康復術	王慶餘等著	250 元
6.	勸善成仙：道教生命倫理	李　剛著	250 元
7.	洞天福地：道教宮觀勝境	沙銘壽著	250 元
8.	青詞碧簫：道教文學藝術	楊光文等著	250 元
9.	沈博絕麗：道教格言精粹	朱耕發等著	250 元

・易學智慧・大展編號 122

1.	易學與管理	余敦康主編	250 元
2.	易學與養生	劉長林等著	300 元
3.	易學與美學	劉綱紀等著	300 元
4.	易學與科技	董光壁　著	元
5.	易學與建築	韓增祿　著	元
6.	易學源流	鄭萬耕　著	元
7.	易學的思維	傅雲龍等著	元
8.	周易與易圖	李　申　著	元

・神算大師・大展編號 123

1.	劉伯溫神算兵法	應　涵編著	280 元
2.	姜太公神算兵法	應　涵編著	元
3.	鬼谷子神算兵法	應　涵編著	元
4.	諸葛亮神算兵法	應　涵編著	元

・秘傳占卜系列・大展編號 14

1.	手相術	淺野八郎著	180 元
2.	人相術	淺野八郎著	180 元
3.	西洋占星術	淺野八郎著	180 元
4.	中國神奇占卜	淺野八郎著	150 元

5. 夢判斷	淺野八郎著	150 元
6. 前世、來世占卜	淺野八郎著	150 元
7. 法國式血型學	淺野八郎著	150 元
8. 靈感、符咒學	淺野八郎著	150 元
9. 紙牌占卜術	淺野八郎著	150 元
10. ESP 超能力占卜	淺野八郎著	150 元
11. 猶太數的秘術	淺野八郎著	150 元
12. 新心理測驗	淺野八郎著	160 元
13. 塔羅牌預言秘法	淺野八郎著	200 元

・趣味心理講座・大展編號 15

1. 性格測驗① 探索男與女	淺野八郎著	140 元
2. 性格測驗② 透視人心奧秘	淺野八郎著	140 元
3. 性格測驗③ 發現陌生的自己	淺野八郎著	140 元
4. 性格測驗④ 發現你的真面目	淺野八郎著	140 元
5. 性格測驗⑤ 讓你們吃驚	淺野八郎著	140 元
6. 性格測驗⑥ 洞穿心理盲點	淺野八郎著	140 元
7. 性格測驗⑦ 探索對方心理	淺野八郎著	140 元
8. 性格測驗⑧ 由吃認識自己	淺野八郎著	160 元
9. 性格測驗⑨ 戀愛知多少	淺野八郎著	160 元
10. 性格測驗⑩ 由裝扮瞭解人心	淺野八郎著	160 元
11. 性格測驗⑪ 敲開內心玄機	淺野八郎著	140 元
12. 性格測驗⑫ 透視你的未來	淺野八郎著	160 元
13. 血型與你的一生	淺野八郎著	160 元
14. 趣味推理遊戲	淺野八郎著	160 元
15. 行為語言解析	淺野八郎著	160 元

・婦 幼 天 地・大展編號 16

1. 八萬人減肥成果	黃靜香譯	180 元
2. 三分鐘減肥體操	楊鴻儒譯	150 元
3. 窈窕淑女美髮秘訣	柯素娥譯	130 元
4. 使妳更迷人	成　玉譯	130 元
5. 女性的更年期	官舒妍編譯	160 元
6. 胎內育兒法	李玉瓊編譯	150 元
7. 早產兒袋鼠式護理	唐岱蘭譯	200 元
8. 初次懷孕與生產	婦幼天地編譯組	180 元
9. 初次育兒 12 個月	婦幼天地編譯組	180 元
10. 斷乳食與幼兒食	婦幼天地編譯組	180 元
11. 培養幼兒能力與性向	婦幼天地編譯組	180 元
12. 培養幼兒創造力的玩具與遊戲	婦幼天地編譯組	180 元
13. 幼兒的症狀與疾病	婦幼天地編譯組	180 元

14. 腿部苗條健美法	婦幼天地編譯組	180 元
15. 女性腰痛別忽視	婦幼天地編譯組	150 元
16. 舒展身心體操術	李玉瓊編譯	130 元
17. 三分鐘臉部體操	趙薇妮著	160 元
18. 生動的笑容表情術	趙薇妮著	160 元
19. 心曠神怡減肥法	川津祐介著	130 元
20. 內衣使妳更美麗	陳玄茹譯	130 元
21. 瑜伽美姿美容	黃靜香編著	180 元
22. 高雅女性裝扮學	陳珮玲譯	180 元
23. 蠶糞肌膚美顏法	坂梨秀子著	160 元
24. 認識妳的身體	李玉瓊譯	160 元
25. 產後恢復苗條體態	居理安・芙萊喬著	200 元
26. 正確護髮美容法	山崎伊久江著	180 元
27. 安琪拉美姿養生學	安琪拉蘭斯博瑞著	180 元
28. 女體性醫學剖析	增田豐著	220 元
29. 懷孕與生產剖析	岡部綾子著	180 元
30. 斷奶後的健康育兒	東城百合子著	220 元
31. 引出孩子幹勁的責罵藝術	多湖輝著	170 元
32. 培養孩子獨立的藝術	多湖輝著	170 元
33. 子宮肌瘤與卵巢囊腫	陳秀琳編著	180 元
34. 下半身減肥法	納他夏・史達賓著	180 元
35. 女性自然美容法	吳雅菁編著	180 元
36. 再也不發胖	池園悅太郎著	170 元
37. 生男生女控制術	中垣勝裕著	220 元
38. 使妳的肌膚更亮麗	楊　皓編著	170 元
39. 臉部輪廓變美	芝崎義夫著	180 元
40. 斑點、皺紋自己治療	高須克彌著	180 元
41. 面皰自己治療	伊藤雄康著	180 元
42. 隨心所欲瘦身冥想法	原久子著	180 元
43. 胎兒革命	鈴木丈織著	180 元
44. NS 磁氣平衡法塑造窈窕奇蹟	古屋和江著	180 元
45. 享瘦從腳開始	山田陽子著	180 元
46. 小改變瘦 4 公斤	宮本裕子著	180 元
47. 軟管減肥瘦身	高橋輝男著	180 元
48. 海藻精神秘美容法	劉名揚編著	180 元
49. 肌膚保養與脫毛	鈴木真理著	180 元
50. 10 天減肥 3 公斤	彤雲編輯組	180 元
51. 穿出自己的品味	西村玲子著	280 元
52. 小孩髮型設計	李芳黛譯	250 元

・青 春 天 地・大展編號 17

1. A 血型與星座	柯素娥編譯	160 元
2. B 血型與星座	柯素娥編譯	160 元

3.	O 血型與星座	柯素娥編譯	160 元
4.	AB 血型與星座	柯素娥編譯	120 元
5.	青春期性教室	呂貴嵐編譯	130 元
7.	難解數學破題	宋釗宜編譯	130 元
9.	小論文寫作秘訣	林顯茂編譯	120 元
11.	中學生野外遊戲	熊谷康編著	120 元
12.	恐怖極短篇	柯素娥編譯	130 元
13.	恐怖夜話	小毛驢編譯	130 元
14.	恐怖幽默短篇	小毛驢編譯	120 元
15.	黑色幽默短篇	小毛驢編譯	120 元
16.	靈異怪談	小毛驢編譯	130 元
17.	錯覺遊戲	小毛驢編著	130 元
18.	整人遊戲	小毛驢編著	150 元
19.	有趣的超常識	柯素娥編譯	130 元
20.	哦！原來如此	林慶旺編譯	130 元
21.	趣味競賽 100 種	劉名揚編譯	120 元
22.	數學謎題入門	宋釗宜編譯	150 元
23.	數學謎題解析	宋釗宜編譯	150 元
24.	透視男女心理	林慶旺編譯	120 元
25.	少女情懷的自白	李桂蘭編譯	120 元
26.	由兄弟姊妹看命運	李玉瓊編譯	130 元
27.	趣味的科學魔術	林慶旺編譯	150 元
28.	趣味的心理實驗室	李燕玲編譯	150 元
29.	愛與性心理測驗	小毛驢編譯	130 元
30.	刑案推理解謎	小毛驢編譯	180 元
31.	偵探常識推理	小毛驢編譯	180 元
32.	偵探常識解謎	小毛驢編譯	130 元
33.	偵探推理遊戲	小毛驢編譯	180 元
34.	趣味的超魔術	廖玉山編著	150 元
35.	趣味的珍奇發明	柯素娥編著	150 元
36.	登山用具與技巧	陳瑞菊編著	150 元
37.	性的漫談	蘇燕謀編著	180 元
38.	無的漫談	蘇燕謀編著	180 元
39.	黑色漫談	蘇燕謀編著	180 元
40.	白色漫談	蘇燕謀編著	180 元

・健康天地・大展編號 18

1.	壓力的預防與治療	柯素娥編譯	130 元
2.	超科學氣的魔力	柯素娥編譯	130 元
3.	尿療法治病的神奇	中尾良一著	130 元
4.	鐵證如山的尿療法奇蹟	廖玉山譯	120 元
5.	一日斷食健康法	葉慈容編譯	150 元
6.	胃部強健法	陳炳崑譯	120 元

7.	癌症早期檢查法	廖松濤譯	160 元
8.	老人痴呆症防止法	柯素娥編譯	170 元
9.	松葉汁健康飲料	陳麗芬編譯	150 元
10.	揉肚臍健康法	永井秋夫著	150 元
11.	過勞死、猝死的預防	卓秀貞編譯	130 元
12.	高血壓治療與飲食	藤山順豐著	180 元
13.	老人看護指南	柯素娥編譯	150 元
14.	美容外科淺談	楊啟宏著	150 元
15.	美容外科新境界	楊啟宏著	150 元
16.	鹽是天然的醫生	西英司郎著	140 元
17.	年輕十歲不是夢	梁瑞麟譯	200 元
18.	茶料理治百病	桑野和民著	180 元
19.	綠茶治病寶典	桑野和民著	150 元
20.	杜仲茶養顏減肥法	西田博著	170 元
21.	蜂膠驚人療效	瀨長良三郎著	180 元
22.	蜂膠治百病	瀨長良三郎著	180 元
23.	醫藥與生活㈠	鄭炳全著	180 元
24.	鈣長生寶典	落合敏著	180 元
25.	大蒜長生寶典	木下繁太郎著	160 元
26.	居家自我健康檢查	石川恭三著	160 元
27.	永恆的健康人生	李秀鈴譯	200 元
28.	大豆卵磷脂長生寶典	劉雪卿譯	150 元
29.	芳香療法	梁艾琳譯	160 元
30.	醋長生寶典	柯素娥譯	180 元
31.	從星座透視健康	席拉・吉蒂斯著	180 元
32.	愉悅自在保健學	野本二士夫著	160 元
33.	裸睡健康法	丸山淳士等著	160 元
34.	糖尿病預防與治療	藤山順豐著	180 元
35.	維他命長生寶典	菅原明子著	180 元
36.	維他命 C 新效果	鐘文訓編	150 元
37.	手、腳病理按摩	堤芳朗著	160 元
38.	AIDS 瞭解與預防	彼得塔歇爾著	180 元
39.	甲殼質殼聚糖健康法	沈永嘉譯	160 元
40.	神經痛預防與治療	木下真男著	160 元
41.	室內身體鍛鍊法	陳炳崑編著	160 元
42.	吃出健康藥膳	劉大器編著	180 元
43.	自我指壓術	蘇燕謀編著	160 元
44.	紅蘿蔔汁斷食療法	李玉瓊編著	150 元
45.	洗心術健康秘法	竺翠萍編譯	170 元
46.	枇杷葉健康療法	柯素娥編譯	180 元
47.	抗衰血癒	楊啟宏著	180 元
48.	與癌搏鬥記	逸見政孝著	180 元
49.	冬蟲夏草長生寶典	高橋義博著	170 元
50.	痔瘡・大腸疾病先端療法	宮島伸宜著	180 元

51. 膠布治癒頑固慢性病	加瀨建造著	180 元
52. 芝麻神奇健康法	小林貞作著	170 元
53. 香煙能防止癡呆？	高田明和著	180 元
54. 穀菜食治癌療法	佐藤成志著	180 元
55. 貼藥健康法	松原英多著	180 元
56. 克服癌症調和道呼吸法	帶津良一著	180 元
57. B 型肝炎預防與治療	野村喜重郎著	180 元
58. 青春永駐養生導引術	早島正雄著	180 元
59. 改變呼吸法創造健康	原久子著	180 元
60. 荷爾蒙平衡養生秘訣	出村博著	180 元
61. 水美肌健康法	井戶勝富著	170 元
62. 認識食物掌握健康	廖梅珠編著	170 元
63. 痛風劇痛消除法	鈴木吉彥著	180 元
64. 酸莖菌驚人療效	上田明彥著	180 元
65. 大豆卵磷脂治現代病	神津健一著	200 元
66. 時辰療法—危險時刻凌晨 4 時	呂建強等著	180 元
67. 自然治癒力提升法	帶津良一著	180 元
68. 巧妙的氣保健法	藤平墨子著	180 元
69. 治癒 C 型肝炎	熊田博光著	180 元
70. 肝臟病預防與治療	劉名揚編著	180 元
71. 腰痛平衡療法	荒井政信著	180 元
72. 根治多汗症、狐臭	稻葉益巳著	220 元
73. 40 歲以後的骨質疏鬆症	沈永嘉譯	180 元
74. 認識中藥	松下一成著	180 元
75. 認識氣的科學	佐佐木茂美著	180 元
76. 我戰勝了癌症	安田伸著	180 元
77. 斑點是身心的危險信號	中野進著	180 元
78. 艾波拉病毒大震撼	玉川重德著	180 元
79. 重新還我黑髮	桑名隆一郎著	180 元
80. 身體節律與健康	林博史著	180 元
81. 生薑治萬病	石原結實著	180 元
82. 靈芝治百病	陳瑞東著	180 元
83. 木炭驚人的威力	大槻彰著	200 元
84. 認識活性氧	井土貴司著	180 元
85. 深海鮫治百病	廖玉山編著	180 元
86. 神奇的蜂王乳	井上丹治著	180 元
87. 卡拉 OK 健腦法	東潔著	180 元
88. 卡拉 OK 健康法	福田伴男著	180 元
89. 醫藥與生活(二)	鄭炳全著	200 元
90. 洋蔥治百病	宮尾興平著	180 元
91. 年輕 10 歲快步健康法	石塚忠雄著	180 元
92. 石榴的驚人神效	岡本順子著	180 元
93. 飲料健康法	白鳥早奈英著	180 元
94. 健康棒體操	劉名揚編譯	180 元

國家圖書館出版品預行編目資料

睡眠健康養生法／家庭醫學保健編輯群編著
－初版－臺北市，大展，民 90
面；21 公分－（家庭醫學保健；71）
ISBN 957-468-105-X（平裝）
1. 睡眠　　2. 健康法

411.77　　　　　　　　90017438

睡眠健康養生法

ISBN 957-468-062-2

編 著 者／家庭醫學保健編輯群
插　　圖／王　淑　雲
發 行 人／蔡　森　明
出 版 者／大展出版社有限公司
社　　址／台北市北投區（石牌）致遠一路 2 段 12 巷 1 號
電　　話／(02) 28236031・28236033・28233123
傳　　真／(02) 28272069
郵政劃撥／01669551
E-mail／dah-jaan@ms9.tisnet.net.tw
登 記 證／局版臺業字第 2171 號
承 印 者／國順圖書印刷公司
裝　　訂／嶸興裝訂有限公司
排 版 者／千兵企業有限公司
初版1刷／2001 年（民 90 年） 12月

定　價／200 元

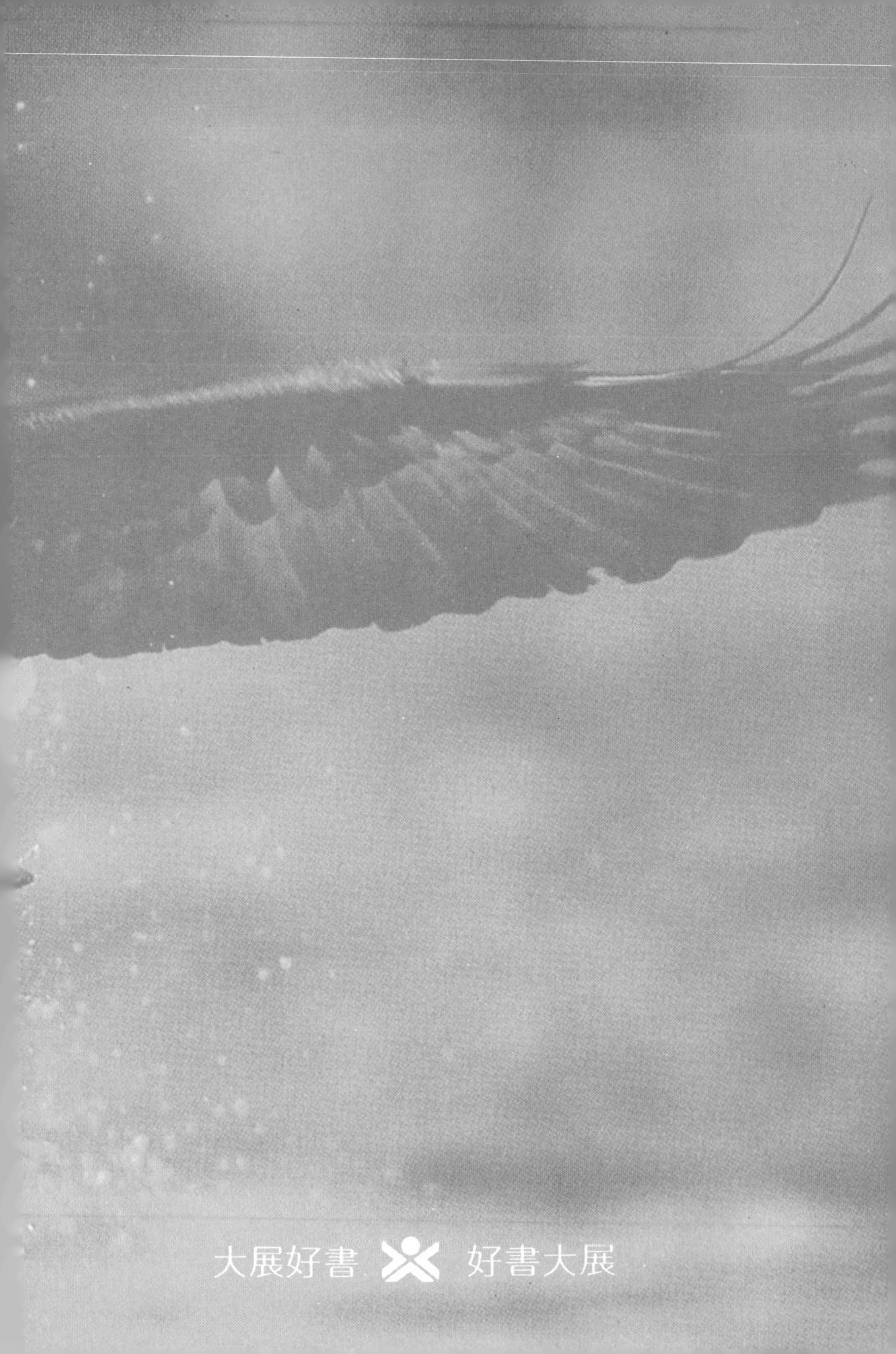
大展好書 好書大展